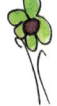

1. Gerade heute vertraue

2. Gerade heute habe Mitgefühl

3. Ehre Deine Eltern, die Älteren, Deine Lehrer und Mutter Erde

4. Sei ehrlich mit Dir selbst und anderen

5. Sei dankbar

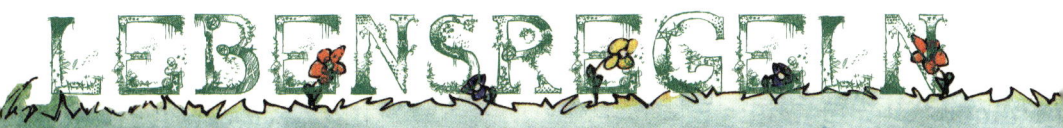

LEBENSREGELN

EIN BUCH VON ULRIKE BLEYL

PROBLEME FASTEN

100%
RECYCLINGPAPIER

INHALT

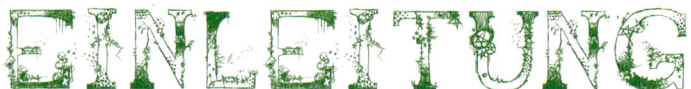

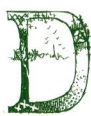ieses Buch ist eine Einladung.
Heute ist ein göttlicher Tag voller Wunder, ich bin froh und will mich daran erfreuen!

Leichtigkeit und Unschuld!
Als Kinder haben wir verschiedene Vorstellungen über das Erwachsensein, sie sind oft unschuldig und verspielt. Dann sind wir erwachsen ... Verantwortung, Leben, Arbeit, Träumen – Erwachsensein ist dann oft ganz anders und von Zeit zu Zeit verlieren wir uns in dem Wahnsinn des Alltäglichen.

Doch es ist so: Du bist ein Zauberer, eine Zauberin! Du bist wundervoll und liebenswert, du bist ein Geschenk! Und heute ist dieser wundervolle Tag, an dem du dich wieder daran erinnern kannst – genau daran.

Und jetzt möchte ich mich kurz vorstellen.
Wer bin ich eigentlich? Ich bin du. ☺
Zumindest jetzt, wo du dies hier liest, bin ich wie eine Stimme in dir, die dich erinnert. Nicht mehr und nicht weniger.

Erinnern, sagst du vielleicht, erinnern – woran? An den Zauber, der in dieser Welt, in deinem Leben wirkt, der in unser aller Leben sich stets zeigt und hineinwebt. Doch vielleicht ist es schwer für dich geworden diesen Zauber zu erkennen, die Sprache deines höheren Selbst, deines inneren Wesens, deines reinen Bewusstseins, wie auch immer du es nennen möchtest, zu verstehen. Und doch ist sie immer da. Sie hat dich nie verlassen und du wirst sie nie verlieren.

Probleme zu fasten ist eine von vielen Möglichkeiten, um (wieder) zu verstehen, (wieder) zu fühlen, (wieder) zu wissen, dass dein Leben tiefer ist als deine Lebenssituation.
Wie tief du hier gehen möchtest, ist deine Wahl.

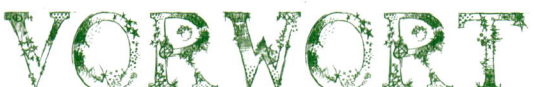

*So wie du dich veränderst,
verändert sich deine Welt.*

REIKI-RESONANZ 2008

egonnen hat meine eigene Reise bereits 2010. Irgendwie war alles wieder eimal ernst geworden in mir. Dann saß ich, im gerade zu Ende gehenden Winter 2011, mit meiner Schwester bei einem Wein und wir überlegten: Was wollen wir in diesem Jahr fasten? Alkohol, Kohlenhydrate, Süßigkeiten ... Plötzlich kam diese Frage „Meinst du, man kann auch Schuldgefühle fasten?" Aber klar, dachte ich und war begeistert. Doch wie genau kann das aussehen? Ich versuchte die Antworten in meinem Kopf zu finden, entdeckte dort nichts wirklich Brauchbares und probierte es ein paar Tage aus: Ich fastete allgemeine Probleme. Immer wenn sich etwas Schwieriges oder Unangenehmes anbahnte oder jemand mir ein Problem anbot, sagte ich: „Du, nein danke, ich faste gerade Probleme. Aber nach Ostern ..." Es war wie ein Glas Wein oder Schokolade, die man ablehnt, weil man fastet. Das Erste, was sich für mich auflöste, war meine Ernsthaftigkeit, ich meine die Ernsthaftigkeit mit mir selbst. Meine Probleme waren ernst, wollten ernst genommen werden von mir. Jetzt gab es also keinen Raum mehr für ernste Probleme.

Es gab durchaus noch eine Herausforderung: Worüber spricht man, wenn Probleme tabu sind? Ich war erstaunt, wie verbindend Probleme in meinem Leben waren. Also schon eine kleine Hürde und eine kleine Erkenntnis, bevor es überhaupt so richtig begonnen hat. Ist das nicht zauberhaft?

Ich wollte nicht alleine auf diese Reise gehen. So schrieb ich einige Tage später eine Mail. Sie erreichte rund einhundertfünfzig Menschen im Raum Potsdam, die sich in größerer oder kleinerer Zusammensetzung regelmäßig an verschiedenen Orten mit mir zu „Heilabenden" treffen. Wir legen uns gegenseitig und Gästen die Hände auf und praktizieren zusammen Reiki, meine Reiki-Gang. ☺ Dreißig von ihnen haben geantwortet und mitgemacht.

Hallo Ulrike, ich finde die Idee echt prima, sich auf eine bestimmte Zeit von einer Gewohnheit, einer Emotion oder einem Problem bewusst zu trennen.
Es gibt mir die Möglichkeit für einen bestimmten Zeitraum darauf zu verzichten, ohne mich dabei festlegen zu müssen, es für immer und ewig zu tun.
... Freiwillig und freudig erkennen, wo ein Problem eine Gewohnheit geworden ist.

DOREEN

Im Jahr 2011 begann meine erste Probleme-Emotionen-Fastenreise und ich habe wahre Schätze gefunden.
Fühle dich eingeladen, auszusteigen aus dem Problemkarusell. Hör auf (zumindest für eine bestimmte Zeit) ein Problem mit etwas oder jemandem zu haben, den Problemen in deiner Welt Raum zu geben. Riskiere dich, mache Fehler, sei brillant. Erlaube dir dieses Abenteuer.

Und so fangen wir an ...

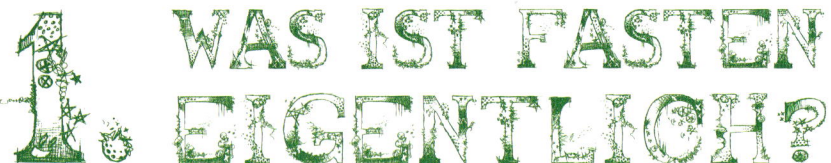

1. WAS IST FASTEN EIGENTLICH?

„Ziel des Fastens ist,
sich leer zu machen,
sich selbst zurückzunehmen.
Wenn Gott sich meldet,
findet er dann etwas vor,
wo er einkehren kann.
Nur so kann man hören,
was er von einem will.“

AUSSPRUCH EINES PFARRERS

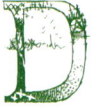as Wort „fasten" kommt aus dem Mittelhochdeutschen „vaste" und steht für „fest" oder „befestigen". Das bedeutet, wer fastet, befestigt sich, stabilisiert sich sozusagen. Fasten war niemals nur „nicht essen". Und es trägt auch heute noch immer etwas Rituelles, Größeres in sich. Aus der Geschichte des Fastens wird deutlich, dass es immer dann zur Farce geriet, wenn es in starren Regeln „festgehalten" und durchgeführt wurde. Auch die großen Religionsführer haben erkannt, dass Fasten nur Sinn macht, wenn es in den natürlichen Lebenslauf integriert wird. So fastete Jesus vierzig Tage in der Wüste und erkannte, dass das Fasten als Selbstkasteiung kein geeignetes Mittel zur Erleuchtung und Selbsterkenntnis ist. Buddha verließ seinen Reichtum und ging mit den Asketen. Man sagt ... er konnte sein Rückgrat durch seinen Magen spüren. Fast verhungert und am Ende seiner Kräfte, verließ er die Asketen. Er hatte erkannt, dass dieser Weg eine Illusion ist.

Fasten im klassischen Sinne meint den freiwilligen Verzicht auf feste Nahrung für eine bestimmte Zeit.

Fasten ist kurz gesagt:

- ein waches (wenn wir schlafen, fasten wir nicht)
- absichtliches (im Unterschied zum unabsichtlichem Essensverzicht bei Krankheit)
- menschliches Geschehen (Tiere fasten nicht),

bei dem Körper, Geist und Seele sich darauf einstellen, auf Nahrung, ohne sie zu verachten oder zu verurteilen, für eine bestimmte Zeit zu verzichten.

Die klassische 40-Tage-Fastenzeit, auch Passionszeit genannt, beginnt am Aschermittwoch und endet am Karsamstag. Wer hier nachzählt, merkt, dass es mehr als vierzig Tage sind. Dies kommt daher, dass die Sonntage nicht mitgezählt werden: Sonntags wird das Fest der Auferstehung gefeiert.

Die Fastenzeit bezieht sich in unserer Kultur auf Ostern. Von alters her ist Ostern der Frühlingsgöttin geweiht und steht für Frühlingsanfang, Neugeburt und Neuanfang oder Erneuerung. Ostern ist das Fest, bei dem der Stand von Sonne und Mond den Termin beeinflusst: Ostersonntag ist der erste Sonntag, der auf den Vollmond nach der Tag- und Nachtgleiche am 21. März folgt. Ist das nicht erstaunlich. ☺

So fällt Ostern in jedem Jahr auf ein anderes Datum und wir können uns einfach nur überraschen lassen, wundervoll.

Die Zeit des Winterschlafes ist nun vorbei. Die Frage ist: Welchen Samen möchte ich in diesem Jahr säen? Um dies zu beantworten, ist es sinnvoll, das letzte Jahr aus dem Pelz zu schütteln, sich zu leeren und neu zu träumen. Und so erlaubst du absichtsvolle Aufmerksamkeit auf deinen Seelenplan, auf deinen Lebensweg und auf deine Verbundenheit mit deinem Körper in der Welt. Der Zauber kann sich entfalten!

Den Sonntag mit dem Fasten auszusetzen, macht für mich Sinn. Dieser Ritus erhöht die Aufmerksamkeit, und überhaupt mag ich feiern. Sei hier nicht zu streng mit dir. Auch kleine Erfolge zu begehen, erlaubt mehr Selbstehrung und Gnade.

Die Mystikerin und Kirchenlehrerin Teresa von Avila (1515-1582) brachte es bereits vor Hunderten von Jahren auf den Punkt: „Sei freundlich zu deinem Leib, damit deine Seele Lust hat, darin zu wohnen."

Für mich ist Fasten nichts Starres. Ich faste auch unabhängig von Ostern. Meine Neubeginne halten sich
nicht immer an den Jahreskreis. In der klassischen
Fastenzeit zu fasten, macht es dir jedoch leichter, da du
von einem kollektiven Verständnis, einem kollektiven
Ritual mitgetragen bist.
Ich faste in Zeiten des Übergangs, um mich leer zu ma-

chen, närrisch zu sein und Klarheit und Aufmerksamkeit in meinem Wesen zu erlauben.

Du musst nicht 40 Tage durchhalten. Vielleicht fastest du sieben Tage oder einen Tag in der Woche. Wie es für dich passt. Also sei kreativ, doch verbindlich mit dir, egal was du fastest – Süßigkeiten, Kohlenhydrate, Alkohol oder Probleme.

Egal wie du es tust, tue es mit Absicht und Freude.

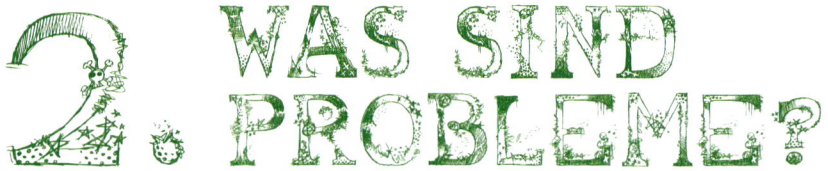

2. WAS SIND PROBLEME?

Das größte Geschenk,
dass du einem Menschen
machen kannst,
ist – dich zu verstehen!

REIKI-RESONANZ-GRUPPE 2012

Wenn du im Duden nachschlägst, findest du zur Erläuterung des Wortes „Problem" Begriffe wie „vorgelegt, vorgeworfen". Doch es wäre wohl recht theoretisch, wenn ich zu dir sage: „Versuche doch mal das Vorgelegte, Vorgeworfene zu fasten." Bärbel Mohr sagt in ihrem Buch „Der Wunschfänger-Engel", dass Pro-bleme ja für Menschen sind, sonst würden sie Contra-bleme heißen. Das hat mir immer sehr gefallen, da es eine Leichtigkeit erlaubt, ein Befreunden mit dem Problem oder der Herausforderung, die Durchlässigkeit ermöglicht.

Doch was genau ist es, was aus den Herausforderungen unseres Lebens ein Problem macht? Warum kultivieren wir ein Problembewusstsein, frage ich mich und erinnere mich an einen Tag im September vor sieben Jahren. Ich flog in den Schwarzwald zu einer Freundin und wieder zurück. Der Hinflug war furchtbar. Ich hatte nicht nur ein Problem beim Fliegen, ich hatte ein PROBLEM, groß, fett, vereinnahmend. Kein Raum für nix. Nur Angst vor der Veränderung, die mir bevorstand. Ich blieb eine Woche bei meiner

Freundin, erkannte den Zauber der Veränderung und die Angst. Das Problem löste sich komplett auf. Ich stieg glücklich und erfüllt in den Flieger nach Hause. Es war traumhaft und eine unglaubliche Freude durchströmte mich. Ich hätte fast die Arme hochgerissen vor Begeisterung und dann passierte es: Es war wie eine Stimme von der Seite, die mir ins Ohr säuselte: „Wenn du kein Problem, keine kleinste Angst beim Fliegen hast, dann stürzen wir ab." Ein Teil in mir glaubte wirklich, ich muss wenigstens ein wenig problematisch fliegen, um sicher und wach zu sein. Ich ging mit dieser Stimme weiter und fragte sie: „Bin ich denn in der Freude, im Erfolg nicht wach und sicher?" Und was soll ich sagen, die Antwort war:„Sei immer auf der Hut, dann bist du vorbereitet." Verrückt, dachte ich, was ich so alles glaube.

Es war, als ob mir mein Problembewusstsein Sicherheit versprach. Unser kollektives und persönliches Problembewusstsein ist stark. Es ist schon fast zu einer guten Eigenschaft geworden, zu einem Wert des Charakters, der für einen richtigen Erwachsenen spricht.

„Hast du gar kein Problem damit, nein? Dann bist du blauäugig oder naiv oder verdrängst." Dinge wichtig zu nehmen, mit Verantwortung im Leben zu stehen, sich Auszeiten zu erlauben, um Entscheidungen zu treffen, ist wundervoll. Doch wenn es ein Problem wird, das du wälzt, schleicht sich oft Strenge, Ehrgeiz und ein hohes Maß an Ernsthaftigkeit ein:

... meine Angst zu versagen, mein ständiges Problem. Hier fehlt mir absolut die Verspieltheit und ich flüchte in die Ernsthaftigkeit. Wenn ich etwas ernsthaft tue, dann verspricht es mir Lob und Anerkennung. Danach jage ich, das ist mein Honig, mein Nektar. Kommt er? Nein, also jage ich weiter.

MICHA

Ganz allgemein könnte „Problem" wie folgt definiert sein: Etwas läuft nicht so oder jemand benimmt sich nicht so (real oder im Kopf), wie ich es mir vorstelle, wie ich es brauche. Problematisch wird es, weil ich beginne, mir eine Geschichte über mich und die Situation zu erzählen, gebaut aus Hoffnung und Angst, Vergangenheit und Zukunft.

Kann es sein, dass unser Problembewusstsein eine Form von Kontrolle ist? Ich bin gespannt! ☺

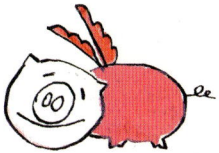

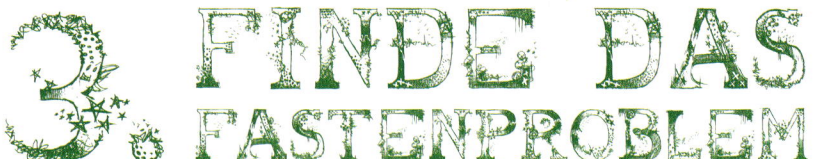

3. FINDE DAS FASTENPROBLEM

*Wandle Gewohnheiten
in Wunder und
lass Wunder deine
Gewohnheiten werden.*

REIKI-RESONANZ-GRUPPE 2013

Manchmal höre ich: „Ich habe einen Sack voller Probleme, die es zu bewältigen gilt." Falls das für dich passt, kannst du natürlich diesen ganzen Sack voller Probleme fasten, das heißt jedoch nicht, den Sack in den Keller zu stellen oder ein hübsches Tuch darüberzulegen. Es bedeutet nicht, Probleme zu ignorieren. Es heißt eher Stopp zu sagen, um zu sehen, was passiert. Klarer ist es, wenn du zum Test ein, zwei Tage ein präzises Problem fastest, um ein Gefühl für dieses Neue zu bekommen.

Beispiele:

Vielleicht hast du ein Problem mit deinem Körper. Heute ist dieser Tag, an dem du fastest. Du ignorierst dich nicht und bist wahllos unaufmerksam, sondern du sagst: „Genau heute habe ich kein Problem mit meinem Körper." Dabei kannst du dich vor den Spiegel stellen, dich genau betrachten und sagen: „Heute habe ich kein Problem mit dir! Heute sage ich Nein zu der Geschichte, die ich mir über mich erzähle, heute steige ich aus, aus dem Gefühl, nicht wunderschön genug zu sein. Ich steige aus, aus dem Vergleich mit anderen."

Probiere es mal für einen Tag.

Oder mit Partnerschaft: „Heute faste ich mein Problem mit Partnerschaft. Ich bin heute nicht bereit, ein Problem dazu zu haben oder Gespräche, wenn andere über Partnerschaftsprobleme erzählen und sage Stopp, nur für einen Tag. Nein danke, ich faste heute Partnerschaftsprobleme, aber morgen kannst du es mir wieder erzählen." Vielleicht fastest du ja spontan länger. ☺

Oder „Das-Leben-ist-wirklich-schwer"-Gespräche und „Es-muss-ja" -Worte: „Du, heute nicht, ich faste gerade schweres Leben, aber nächsten Montag können wir davon wieder zusammen einen vollen Teller nehmen."

Oder Gesundheitsprobleme: Vielleicht hast du ja eine Krankheit oder Symptome. Und natürlich schaust du hin, lebst verantwortlich mit ihr. Doch genehmige dir einen Tag, nicht über Krankheiten zu sprechen, deine und andere, beispielsweise: „Du, mein Knie macht Probleme." „Und bei mir sind es Rücken, Magen ..." Nein, du sagst: „Ich faste gerade Krankheit, ich habe mich heute ganz auf Heilung geeicht, aber morgen können wir uns wieder unsere Leidensgeschichte erzählen." Vielleicht ist es spannend für dich, über welche neuen Themen du dich nun austauschst und vielleicht lindern sie ja den einen oder anderen Schmerz.

Ein komplexeres Beispiel: Eine Freundin von mir hat ein Problem damit, für Straßenbahnfahrten zu bezahlen. Sie wurde bereits sechsmal erwischt, wurde angeschrieben, angemahnt, reagiert jedoch auf diese Briefe nicht. Sie sagte zu mir: „Das ist doch dann fasten, ich faste ‚Reagieren auf die Briefe'!" ☺ Schlaumeier, dachte ich, aber das ist es natürlich nicht, dass nennt man Verdrängung!

Fasten hat mit Verantwortung zu tun: Du übernimmst Verantwortung für dein Tun, hundert Prozent. Was ich in ihrer Geschichte hörte und fühlte, war der Anti zu Systemen: „Das System will das so von mir, dann kriegt es das erst recht nicht." Ich schlug ihr vor, die Rebellin, Anarchistin in ihr zu fasten und einfach mal für eine Zeit alle Fahrten zu bezahlen, auf die Briefe zu antworten und dann zu sehen, was sich für feinere Glaubenssätze, Ängste zeigen. Vielleicht ist es eine Angst, als ordentliche Bürgerin in der Masse unterzugehen, oder etwas anderes, was sie überrascht. Was sich zeigen könnte: vielleicht mehr Kreativität, als dagegen zu sein.

Mir ist aufgefallen, dass ich „Verbesserung" grundsätzlich mit aktivem Handeln in Verbindung bringe, also mit Kraft aufwenden und irgendwas „schaffen". Das hat mich etwas skeptisch gemacht und neugierig. Dann habe ich mich beobachtet, wie sich ein guter Moment – trotz Krise – anfühlt und wie ein besonders schlechter Moment. Die guten Momente sind die, wo ich das Stück ICH fühlen kann, dass unabhängig von allem anderen existiert ... in schlechten Momenten spüre ich eine ungeduldige Unruhe oder eine unruhige Ungeduld, eine diffuse Vorstufe zum Aktionismus. Das möchte ich fasten ...

INGEBORG

Ich faste mein Problem mit Zeit: das „Zu-beschäftigt-Sein", das „Mich-zu-Vergessen" oder das „Mich-immer-hinten-Anstellen". Ich bin so beschäftigt, dass ich nicht mehr hören kann, was ich selbst brauche ...

JUTTA

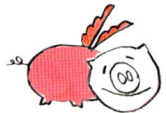

Was mir vollkommen abhandengekommen ist, ist Fröhlich-
keit in meinem Leben. Also versuche ich Ernsthaftigkeit zu
fasten. Ernst könnte mein zweiter Vorname sein, ich den-
ke es ist schon zum Glaubensmuster geworden: „Nur Ernst
bringt dich weiter.“

MICHA

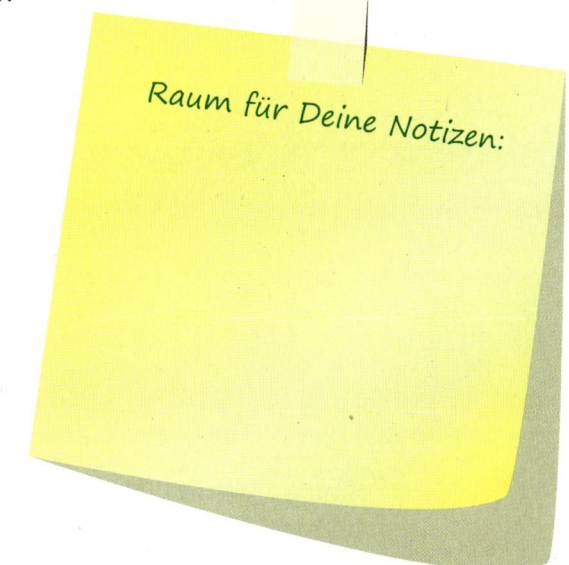

Deine Notizen:

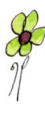

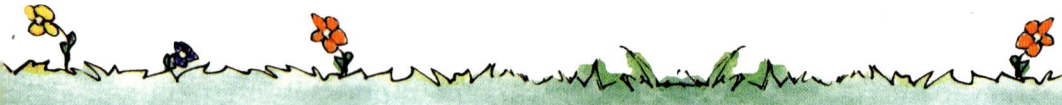

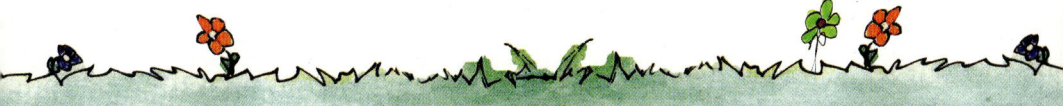

Deine Notizen:

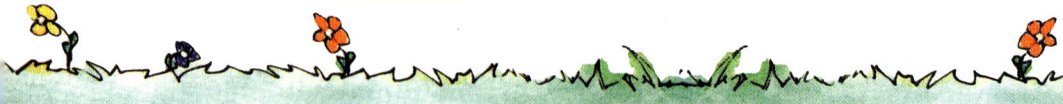

In meiner kurzen Probleme-Fasten-Test-Zeit erfuhr ich eine unerwartete Stille. Ich war überrascht, wie problemdurchtränkt meine Gespräche waren und wie emotional. Ich fragte mich: „Wenn ich Probleme faste, muss ich mir nicht auch meine emotionale Natur ansehen?" Probleme zu fasten heißt ja nicht, dass du unberührbar wirst, abgestumpft und desinteressiert an dir und deiner Welt. Es bedeutet vielmehr, dir selbst auf die Schliche zu kommen und nicht mehr auf den Leim zu gehen. Hier kann es sehr emotional werden, also lasst uns das Wunder unserer Emotionen genauer anschauen.

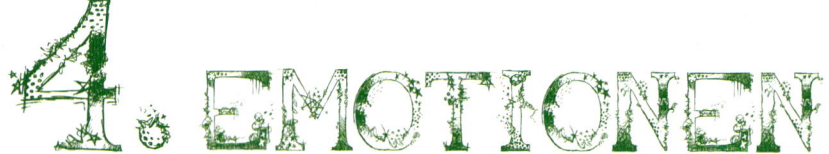

4. EMOTIONEN

Ich kann es!
Ich kann es rufen
Ich kann es binden
Ich kann es gestalten
Ich kann es erfinden
Ich kann es lösen
Ich kann es lassen
Ich kann es tun
Expertin im eigenen Raum
Lebe ich meinen Traum
Ich kann es!

CATHRIN BLEYL, „MAGIE"

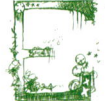motionen sind nicht gut oder schlecht, sie sind unser charismatisches Selbst oder unsere Ausstrahlung. Haben wir jedoch unsere Macht an unsere Emotionen übergeben, werden wir zum Spielball der Erschütterungen in unserem Wesen.

Dies kann dich zum Gefangenen deines Selbst machen. Du springst dann unbewusst durch dein Leben, immer hin und her, zwischen der Hoffnung auf Glück und der Angst vor dem Unglück.

Ehre und schätze deine Emotionen, denn hierin liegt die Macht deines Selbstrespektes. Wie kannst du Respekt von anderen erwarten, wenn du deine Emotionen nicht schätzt? Wie kannst du andere respektieren, wenn du deine Emotionen nicht ehrst?

Sei hier ehrlich mit dir selbst: Du bist beispielsweise wütend. Kannst du diese Emotion erlauben, kannst du dieses Feuer verkraften, ohne dich oder andere zu urteilen, ohne dich oder andere in dieser Emotion zu verletzen?

Also stell dir vor, du hast diese Emotion, und stell dir vor, du erlaubst diese Aufwühlung in deinem Körper, tobst, schreist ... jedoch verletzt du niemanden dabei, du übernimmst hundert Prozent Verantwortung: „Ja, ich habe mich für diese Emotion entschieden. Einen Moment bitte, ich mache gerade Wut. Wenn du mir dabei zusehen willst ...“

Deine Emotionen sind wie Flüsse, die alle zum Ozean deiner Wahrheit fließen. Es ist deine Wahl hineinzusteigen und deiner emotionalen Intelligenz zu erlauben, dich zu diesem Ozean zu bringen. Es braucht ein wenig Mut, ein wenig Abenteuergeist. Also hineingesprungen, mit der Emotion untergetaucht, gefühlt ... nicht unterdrückt oder schöngeredet!

Was glaubst du über dich in dieser Emotion? Hat es vielleicht mit deinem Selbstwert zu tun? Hast du vergessen, wie wertvoll du bist? Hat es mit deiner Selbstliebe zu tun? Wartest du auf Bestätigung von außen? Hast du deine Macht übergeben? Eine wichtige Frage lautet: Ist dieser Glaube die Wahrheit?

Und jetzt verbindest du dein Herz mit deinem Verstand.
Du schwimmst weiter. Was ist dein Gewinn in der Emotion? Vielleicht: Alles kann so bleiben wie es ist, ein Gefühl von Kontrolle. Bekommst du Aufmerksamkeit oder schaffst du dir Freiräume durch deine Emotion?
Hast du jemanden angeschrien und hast jetzt ein Gefühl von „Oberwasser", kannst die Wohnung verlassen, zu deinen Freunden gehen und dich bei einem Bier oder Wein entspannen?
Manipulierst du vielleicht mit Tränen? Wirst du dadurch verschont von deiner Welt, wirst du vielleicht sogar gerettet, immer wieder, und musst nicht spirituell erwachsen werden?

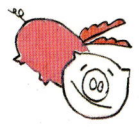

Urteile hier nicht, nehme dich wahr, erlaube einfach neue Erkenntnisse über dich, spirituelle Intimität mit dir selbst.

Du schwimmst weiter. Du beweist wirklich Mut, wenn du dich fragst: „Was ist mein Gewinn?" Willst du diesen Gewinn noch auf diese Weise, durch diese Emotion? Du kannst das alles behalten, doch für welche Zukunft entscheidest du dich dann? Was wäre deine Angst, wenn du auf den Gewinn verzichtest? Dass es dann keine Geschenke mehr für dich gibt?

Es gibt mehr zu geben für dich und mehr zu empfangen, als du jetzt glaubst! ☺

Was also willst du wirklich? Was ist es, was sich in deinem Ozean der Wahrheit spiegelt?

Alle diese Fragen bewegen mich, das will ich wissen, immer wieder neu. Ich weiß nicht, welche der vielen Emotionen, Probleme du besonders gut kennst, ich kenne viele gut: Partnerschaftsprobleme, Enttäuschung, Empörung, Hochmut, Trauer, Angst, Familienprobleme ...

Doch was will ich wirklich?
Mich und meine Welt mit Freude lieben und mit Wahrhaftigkeit. Probleme zu fasten, ist eine wundervolle Möglichkeit, dich mit Leichtigkeit tiefer zu verstehen.

Vielleicht sind gewisse Probleme schon zur Gewohnheit, ein „Ja, aber ...“ eine stille Einladung zum problematischen Leben geworden – lass dich überraschen. Erlaube deiner emotionalen Intelligenz, sich zu entfalten.

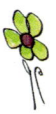

Hier ist Platz für dich, für deine Gedanken, Gefühle, Wünsche. Mach es dir leicht. Frage dich, als sei es normal: „Was will ich fasten?" Nudeln, Süßigkeiten, Probleme. „Ja, aber ...?" Vielleicht fragst du dich: Nudeln gleich Probleme ... wie kann das sein? Doch an dieser Stelle deiner Fastenreise erlaube dir einfach dieses Abenteuer.

Was könnte es also sein, was DU fastest? Sei mutig ... es geht nicht um richtig oder falsch. Erlaube dir, verspielt und unschuldig zu sein. Was passt gerade? Probleme mit dir selbst oder Partner-schaft, Eifersucht, Schuld, Konzepte, Frust, Diplomatie, dich zu-rückhalten ...

... schwing dich rein, trau dich genau hinzusehen, doch urteile es nicht. Es ist lediglich ein Teil von dir, es ist nicht DU.

Deine Notizen:

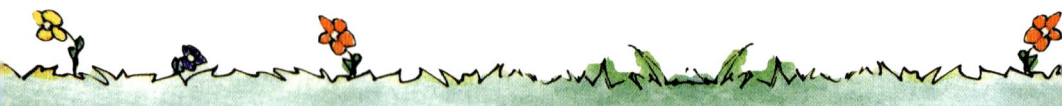

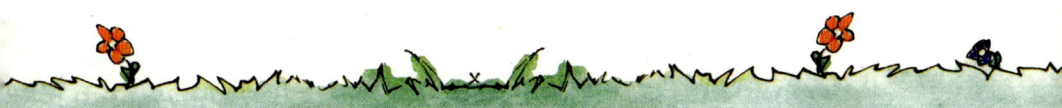

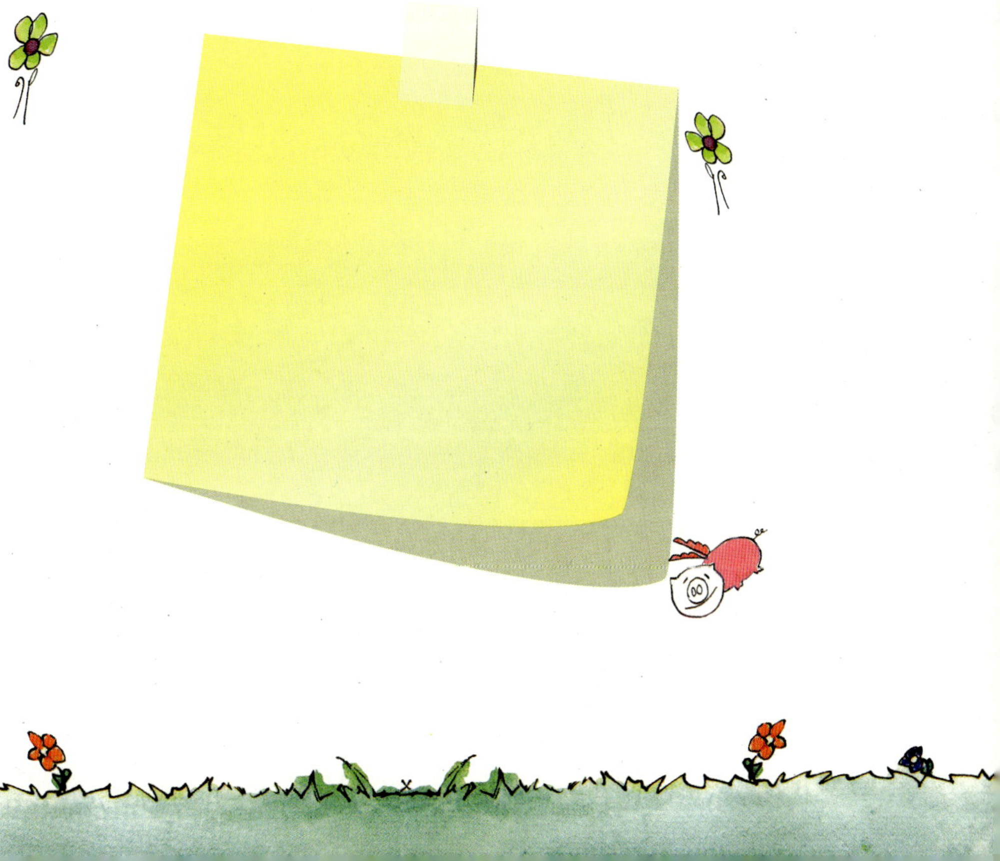

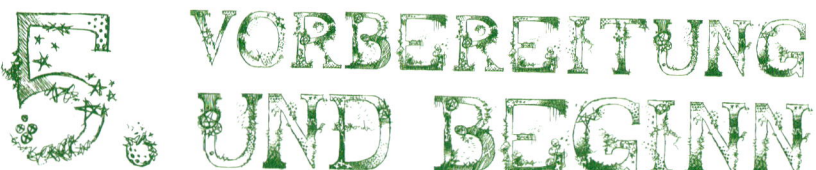

Was ist dran?
Was soll ich lassen,
wem soll ich folgen und warum?
Momente erfassen
Dinge lassen
Ruhen
Dann tun
Was ist dran?
Entscheidungen fällen
Wem folge ich nach?
Mir – Dir – Wohin?
Momente – Impulse – leise Stimmen
Klein – fein – mein
Innerer Kompass sein!

CATHRIN BLEYL, „INNERER KOMPASS"

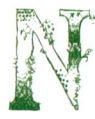och ein paar Tage bis zum Fastenbeginn.

Beim klassischen Heilfasten fängt hier die Vorbereitung an. Du schwingst dich auf die Fastenzeit ein, stellst bereits deine Ernährung auf Obst, Gemüse, Reis usw. um, isst langsamer und nicht über den Punkt der Sättigung hinaus. Wer möchte, nimmt hier bereits Leinsamen zu sich, um mit der Darmreinigung sanft zu beginnen. Was kann das für unser Fasten bedeuten?

Du erhöhst deine Aufmerksamkeit mit dir und deinem Tun, erlaubst eine Art von Langsamkeit, vielleicht schreibst du bereits etwas auf, um deine Fastenreise zu ehren. Dies kann dir dienen, deinen alten Gewohnheiten schon mal sanft zu begegnen und das Grobe loszulassen. Wenn du möchtest, kannst du auch deine Wohnung behutsam entmüllen, was auch immer das für dich bedeuten kann. ☺

Nun fängt es an!

Beim Essen-Fasten beginnt es mit der Darmreinigung. Genau dies tun wir auch. Also – jetzt kommt erstmal der „Einlauf".
Die ersten Tage geht es ausschließlich darum, den „alten Scheiß" loszulassen, nicht zu analysieren oder unters Mikroskop zu legen! Sondern: Loslassen und spülen.

Umso leerer wir sind, umso geringer ist der Hunger, sprich die Sucht auf mehr Gewohnheiten und Probleme.

Zusätzlich wird das „Saure" aus den Depots gespült und kann dadurch intensiver empfunden werden. Sei hier liebevoll mit dir – ein wenig Honig mit grünem Tee kann an solchen Tagen Wunder wirken. Bedenke immer: Die Fastenzeit ist eine sensible Zeit! Habe Mitgefühl mit dir selbst!

Meine erste Herausforderung:
Der erste Schritt war getan. Am Heilabend mit der Reiki-Gang haben wir uns noch mal intensiver mit dem Fasten beschäftigt und gemerkt, dass es durchaus eine Herausforderung sein kann, einfach nur das alte Zeug runterzuspülen. Die Verantwortung liegt im Loslassen – die Wahl zu treffen und „zu spülen", immer wieder. Ich habe eine Tendenz zur „Wundologie" bemerkt, eine Neigung zur Wunde oder zum Schmerz. Das Zauberwort hier war für uns Achtsamkeit, auch damit, wo wir uns und wo andere unsere Wunden und Probleme abnicken. Kennst du das? Du erzählst seit Jahren immer von der gleichen Wunde und alle nicken, glauben dir. Aber ist das überhaupt noch die Wahrheit? Das wäre doch eine kreative Frage. ☺

Ein paar Tage später gelangte ich in einer Meditation an meinen heiligen Platz. Er war stark und sah wunderschön aus, kein Problem oder dunkle Wolken in Sicht. Ich fragte mich plötzlich: Kann es denn so sein? Wenn nichts Problematisches, Unangenehmes kommt, bin ich dann tief genug? Ich spürte den Teil in mir, der richtig wollte, dass etwas nicht passt. Bin ich überhaupt offen, wenn ich nicht verwundet bin? Ich sah meine Verwechslung: Offenheit gleich Wunden zeigen, Tiefe gleich Wunden finden ... Ich fühlte, dass dies auch eine Form von Problembewusstsein ist, und erweiterte mein Fasten-Thema.

Verletzlichkeit ist absolut zauberhaft, doch sei dir sicher, dass du hier nichts verwechselst oder deine Identität an deine Wunden bindest. Diese ersten drei Tage können dir helfen, dies zu identifizieren.

Vielleicht begegnet dir hier deine Sturheit und dein Trotz, nach dem Motto: „Das ist meine Wunde, mein Problem und die spül ich auch nicht einfach runter!" Natürlich kannst du alles aufbewahren, kannst den alten Ballast im Regal sammeln, doch vielleicht hast du den Mut für dein Mehr-Sein.

Mir geht es gar nicht gut mit dem „alten Zeug". Wüsste ich es nicht besser, würde ich meinen, ich bin in eine Depression verfallen, antriebslos und missmutig ... ich faste mein Problem mit „Beschäftigt-Sein", habe einen Gang herunter geschaltet ... jetzt fühlt es sich aber an, wie gelähmt zu sein, das Hirn in Watte gepackt. Das macht mich unzufrieden und schlecht gelaunt ... offensichtlich kenne ich den Unterschied nicht, zwischen Faulheit, Trägheit, Komfortzone und sich Zeit für sich nehmen. Tolle Erkenntnis nach einem halben Jahrhundert.

JUTTA

Seit letztem Mittwoch möchte ich Desinteresse fasten. Es fällt mir schwer, merke ich doch deutlich den Gewinn, den ich seit Jahren daraus hatte.
Die Frage an mich war: Willst du dich wirklich verändern? Blöd, wenn man jetzt Nein sagt, oder!? Macht der Wahl ... Und doch ist/war da dieses Zögern in mir ...

MICHA

Es kann sich wie ein Tanz mit dir selbst anfühlen.
Desinteresse – ist schwer, da arbeite ich dran, sagte Micha.
Aber wie kann man das? Meine Empfehlung: Hab genügend Interesse an deinem Desinteresse! Lebe dein Interesse und arbeite nicht daran: Es ist nicht der Analytiker in dir, es ist der Abenteurer, der die Reise beschreitet und liebt.
Habe Mut.

So ist es doch Zeit meine Höhle zu verlassen. Und ich merke, wie es mich im Pelz juckt. Es ist Zeit einen neuen Samen zu säen. Und ich merke, wie ich immer noch Angst habe, mich außerhalb der Reiki-Welt zu zeigen. Also Angst, so gesehen zu werden, wie ich eigentlich bin. So spiele ich lieber den abgeklärten, unerkälteten und sarkastischen Mann.
Das Gefühl des Aufbruchs ist in jeder Zelle in mir zu spüren.
So faste ich die Angst der Scham, anders zu sein …

MARCEL

Für mich privat faste ich negatives Urteil und hassvolle Gedanken, denn auf Arbeit fällt mir vieles leichter als zu Hause mit meinen Lieben. Es ist mir schon ein paar Mal gelungen mit liebevoller Zurückhaltung zu reagieren, als die sich schon im Mund formenden, kurz vor dem „Abwurf" stehenden, negativen Worte auszusprechen ...

HELKE

Was hat sich in diesem Jahr für mich gezeigt?
Eine Bekannte schickt immer Rundmails, möchte Gemeinschaft in ihrer Welt und ihre Expertise als Coach anbieten. Ihre Erkenntnis in der letzten Mail war: Sie lebt jetzt lebendige, emotionale Autonomie. Mmmh, dachte ich beim Lesen, was ist das? Ich fragte sie und bekam eine lange, fachliche Antwort. Es fühlte sich an wie ein Konstrukt von Beschützen. Dann sagte ich: „Am Montag darf ich einen Reiki-Vortrag in der Akademie für Sozialberufe hal-

ten. Das hat sich vorgestern ergeben." Mein Herz schlug schneller, fast bis zum Hals und ich fragte meine Tochter, ob ich mal einen Test-Vortrag vor ihr halten kann, weil ich so aufgeregt bin und sie sagte: „Spüle es runter und hol die Leute da ab, wo sie sind." Ich dachte erst: „Frech, na danke." „Doch natürlich hatte sie recht, also hab ich gespült. ☺

Das alte Zeug waren bei mir fachliche Konstrukte, um mich abzusichern. Ein Rest-Glaube, dass ich durch fachlichen Wortschwall professioneller rüberkomme ... Gespült – Zauberhaft.

Meine Bekannte war an diesem Punkt unwissentlich, eine Art Aufweicherin oder Türöffnerin zu meinen Konstrukten. Ich freue mich immer wieder zu sehen und zu erfahren, wie inter-verwandt wir alle sind, wie wir uns zum richtigen Zeitpunkt beschenken. Bedenke hier eines: Geschenke sind nicht immer schön verpackt, doch es bleiben trotzdem Geschenke. Unser Job ist es, sie zu er-kennen und auszupacken, am besten in freudiger Erwartung. ☺

Das alte Zeug ist raus, der „Einlauf" hat seine Wirkung getan – was nun?

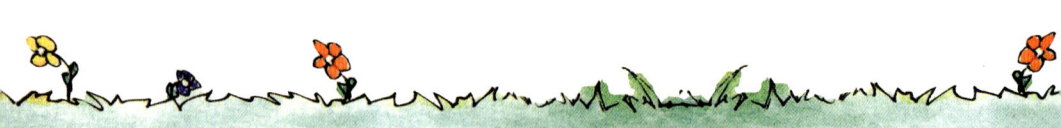

Deine Notizen:

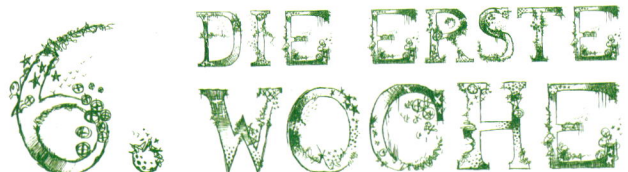

6. DIE ERSTE WOCHE

*Mit absoluter Aufmerksamkeit
fühle dich von deinem
Bewusstsein beobachtet,
wie du dich benimmst.
Feinfühlig und wachsam
gehst du jeden Tag an.*

REIKI-RESONANZ-GRUPPE 2011

Die ersten drei Tage sind vorbei. Das Alte ist losgelassen und gespült. Womit beginnst du? Vielleicht hast du gerade das Gefühl, dein System formatiert sich neu. Vielleicht schärft sich dein Fasten-Thema auch durch kleine Zeichen und Wunder. Alles richtig, hier ein paar Beispiele aus der Fastengruppe:

Was sich zeigte, war mein Problem mit meiner Angst, immer der Nette zu sein. Ich verwarf es wieder ... doch dann fragte ein Kollege, ob ich Angst hätte der Chefin zu sagen, dass die von mir angegebene Zeit für die Arbeit nicht ausreicht. Ich widersprach heftig, fühlte mich ertappt, was denkt der jetzt von mir, dass ich ein Angsthase bin? ... Im Baustellenradio lief dann auch noch der Song „Nie wieder ein netter Junge sein". Das nehme ich mir jetzt zum Motto.

HANNES

Meine Güte, hätte ich vor einer Woche schon geahnt, was ich alles kontrolliere, hätte ich das Thema gleich bleiben lassen. Zum einen ist es das A machen und denken, dass B rauskommen muss. Zum anderen aber auch die Selbstkontrolle. Pflichtgefühl, immer 'nen Plan haben, Abläufe, Tagesplanungen, To-do-Listen (oh wie ich die liebe) und alle Fäden in der Hand zu haben. Jedenfalls scheinbar.

Ich werde kreativ, fühl mich wieder unbeschwerter, wobei ich hier einen Hang zum „Na wenn ich es nicht kontrollieren kann, dann bin ich auch nicht zuständig" spüre.

Die Verbindung von Kontrolle und Verantwortung, Verbindlichkeit werde ich mit in die nächste Woche nehmen.

MARIA

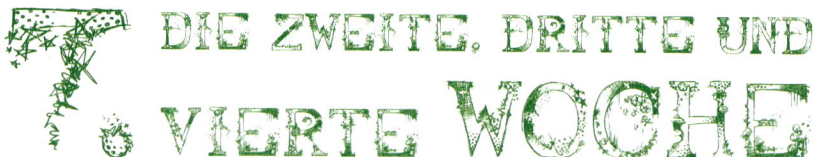

7. DIE ZWEITE, DRITTE UND VIERTE WOCHE

Auf Beobachtungsposten!
Achtsam sein!
Meine Art zu gehen, zu lachen, zu weinen.
Was macht mich froh?
Was schränkt mich ein?
Ohne zu werten, einfach so, lass ich mich sein:
Beobachte!
Wenn es enger wird, mein Schritt gestelzter
Und flach die Atmung gar,
dann horch ich auf, erkenne die Gefahr
und Aug in Aug schau ich ihr fest ins Angesicht –
die Fratze schreckt mich nicht.
Ich jage sie in die Flucht und
Manchmal fliehe ich!

CATHRIN BLEYL, „WALDFRAUS HEIL"

J etzt wird es etwas schwieriger und diese Schwierigkeit bezieht sich auf die Aufmerksamkeit mit deinem Problembewusstsein. Ich finde es immer leicht zu beginnen, die erste Euphorie trägt einen über die erste Zeit. Du lässt das Alte los, schreibst Tagebuch, führst Gespräche, doch was ist dann?

Deine Kreativität ist gefragt!

Um deine Aufmerksamkeit zu unterstützen, ist es hilfreich eine Art roten Faden zu legen, einen regelmäßigen Zauber. Etwas, das dir hilft, dich immer wieder an dein Fasten-Thema zu erinnern oder sogar an das Fasten selbst.

Auch hier gibt es kein Richtig oder Falsch. Finde das, was dir Freude macht, was dir entspricht. Vielleicht fastest du parallel etwas mit. Ich habe im letzten Jahr Konzepte gefastet und mit meinen Kindern zusammen Schokolade und spät Abendbrot essen. Durch diese Kombination konnte ich das Fasten immer wieder im Alltag fühlen. Doch finde hier dein eigenes. Hier ein paar Anregungen, die du vermischen, vermengen oder verwerfen kannst:

- Organ-Tee-Tage machen: Bereite dir an jeweils 3 Tagen Tees, die gut für Leber, Galle, Därme/Magen, Geschlechtsteile, Lymphe, Knochen, Haut/Bindegewebe, Lunge, Herz, Gehirn, Augen, Nieren sind ... und dann wiederholst du dieses Ritual. Jeder „Durchgang" birgt einen neuen Zauber (im Anhang findest du ein paar Anregungen hierfür).

- Eine Zeit lang habe ich mir jeden Morgen eine kleine, liebevolle Überraschung „bestellt". Und was soll ich sagen – irgendwann am Tag kam sie auch, manchmal unerwarteter, als ich dachte. Das hat mich immer wieder aufmerksam gemacht.

- Jeden Tag mit einer kleinen Meditation beginnen, mit einem persönlichen Ritual, um einen Ton zu setzen.

- Nach dem Aufstehen nach Osten richten und dankbar sein für jedes neue Erwachen. Fasten ist klassisch vor dem Osterfest, bei dem die Kräfte des Ostens geehrt werden. Warum? Hier geht die Sonne auf und der Tag beginnt neu.

- Da ich seit meinem zehnten Lebensjahr Tagebuch schreibe, aus Leidenschaft, ist es mir ein Bedürfnis, all den Unsinn und die Erkenntnisse sowie Ereignisse des Tages aufzuschreiben. Ich kann das sehr empfehlen. Falls du nicht so gerne schreibst, finde einen Tag in der Woche, an dem du deine Erlebnisse in Worte fasst. Manchmal passiert so viel oder alles geht so schnell, dass Wichtiges, Lustiges, Erleuchtendes verloren gehen kann, manchmal sogar der rote Faden deines Lebens.

Dann könnte sich ein Gefühl in dir einschleichen, dass alles zufällig passiert, wahllos, dass es in deinem Leben keinen Zauber gibt. Das zu glauben, wäre Wahnsinn. Denn alles ist in Beziehung miteinander – dein Morgen hat mit deinem Abend zu tun und dass es genau DICH gibt, ist kein Zufall! Du bist wichtig für diese Welt, für die Menschen, die dir begegnen – ohne Ausnahme!

Und hier noch ein kleines Ritual, das ich sehr mag, weil es so alltagstauglich ist: Bewusst den Hausmüll entsorgen! Auch wenn ich sehr wach und liebend bin, entsteht über die Woche der eine oder andere Abfall. Vielleicht auch gerade, weil du so wach bist, kann einiges abfallen. Und dann ist der Müllsack voll, und ganz bewusst und vielleicht sogar dankbar trägst du den Abfall der letzten Woche aus deinem Leben. Ich segne und entlasse ihn dann noch an der Tonne – und weg ist er.

Ganz leicht, wie du siehst: Müll entsorgen mit Absicht und Freude.

Was auch immer du tust, ehre deine Fastenzeit und schenke ihr deine bewusste Aufmerksamkeit.

Und dann ...

… fühlen sich sechs Wochen doch ganz schön lange an.

Die ersten Probleme lösen die nächsten ab, zumindest war es bei mir so, es war und ist wirklich eine Reise.

8. LIEBE SCHENKT AUFMERKSAMKEIT

*Im Sonnenlicht
der Aufmerksamkeit,
mit deiner Freude im Herzen,
wird jede Aktion
heilig!*

REIKI-RESONANZ-GRUPPE 2012

Wie fühlt sich Aufmerksamkeit an in Bezug auf Gewohnheit? Ist aufmerksam sein und klar sein anstrengend? An dieser Stelle deiner Reise können sich neue Herausforderungen zeigen:

Vielleicht haderst du hier ein wenig. Wenn die Selbstmotivation nicht da ist, hat das Hadern eine große Chance, oder du wartest. Die Warteräume dieser Welt sind voll mit Menschen, die auf etwas oder jemanden warten: den Feierabend, den Urlaub, dass die Kinder groß sind, auf den göttlichen Partner, den Lottogewinn, Anerkennung, das Ende der Fastenzeit, Erleuchtung ... füge deines dazu, wenn du möchtest – sei ehrlich mit dir und liebevoll, dann wird die Reise klarer.

... nie mehr der nette Junge sein ... ich wagte öfter mich zu zeigen, zu sagen was ich denke ... doch dann fing ich an, mich hinter der „göttlichen Fügung" oder Scheinheiligkeit zu verstecken. Eine tolle Begegnung hatte ich dazu im Bio-

laden, wo ich nur eine Kleinigkeit kaufen wollte, vor mir stand eine Frau, wohl dabei, sorgfältig ihren Wochenvorrat zusammenzutragen. Ich wollte fragen, ob sie mich vorlässt, wartete aber doch brav, bis sie fertig war. Nachdem ich das eine Brötchen bezahlt hatte, sagte die Frau, dafür hätte sie mich vorgelassen, worauf der Verkäufer meinte: „Er übt sich in Demut", und alle nickten bewundernd. Beim Verlassen des Ladens dachte ich, was bist du für eine Pfeife ... mein nächster Schritt ist, das Interesse am Leben zu praktizieren!

HANNES

Der Weg hinaus besteht in der Macht der Wahl! Und sei dir sicher: Du hast immer eine Wahl! Vielleicht erlaubst du hier die Frage: Wie würde Liebe handeln? Selbstmotivation macht dann gar keinen Sinn mehr, sie ist einfach da. Du lebst wieder dein Abenteuer.

Liebe Ulli, das mit dem „Hadern" kommt mir irgendwie bekannt vor, ich habe es „Bequemlichkeit" genannt … Es macht mir Angst, die vollkommene Verantwortung für mich zu tragen und dabei Fehler zu machen … Es begegnen mir eine Menge Leute, die mich als „klein" erachten, was mich einerseits zur Weißglut bringt, mir andererseits jedoch genau das vermittelt, was ich lebe. Genau das ist auch der Grund, warum ich mich bisher noch nicht beteiligt habe, ich fühle mich noch ein bisschen wie ein Baby-Reiki-Mensch (getreu dem Motto: „Wenn Erwachsene sich unterhalten, haben die Kinder still zu sein.")

ANNE

Könnte der Haderer auch Teil deines Lebens geworden sein? Manchmal ist es so, dass wir eine Emotion, ein Problem so lange in den Zellen, im Körper, in unserem Wesen halten, dass wir der gelebte Ausdruck davon werden. Sozusagen der „Metaphor" oder die Verkörperung unseres negativen Egos oder Schmerzkörpers. Vielleicht kennst du Menschen, denen sich ihr „Metapher" schon ins Gesicht gebrannt hat, in ihre Stimme, in ihren Körper, ihre Haltung. Zum Beispiel: der Geizhals, der Trotzkopf, der Schlaumeier, der Jammerlappen, der Anti ... Doch verwechsele hier nichts – es ist nur ein Teil von ihnen, von dir, es ist nicht DU.

Jeder Mensch braucht und hat ein Ego, einen Körper. Das negative Ego oder der Schmerzkörper ist wie eine schizophrene Gestalt in uns, unser Schatten. Es ist der kleine Hüter der Schwelle, an dem wir vorbeiwollen, um zu dem erleuchteten Teil unseres Wesens zu gelangen, zu unserem Buddha- oder Christus-Bewusstsein, unserem Liebesbewusstsein, was auch immer für dich passt.

Deine Wahl ist es, den kleinen Hüter der Schwelle zu deinem Lehrer zu machen oder zu deinem Saboteur. Das heißt: Nimmst du alles, was dir der kleine Hüter erzählt, für bare Münze, oder hast du den Mut, dich tiefer kennenzulernen, ehrlich mit dir selbst zu sein, dich in dich selbst tiefer zu verlieben?

Eine Freundin von mir hat ein Problem mit Angst. Des Öfteren glaubt sie etwas versäumt zu haben, etwas nicht im Blick gehabt zu haben, und dann beschleicht sie diese Angst vor Bestrafung. Besonders zeigt es sich in Zeiten der Leichtigkeit, Freude und Eleganz, wenn die Dinge eine reibungslose Unschuld mit sich bringen, dass selbst ihr Alltag sich wie Fliegen anfühlt. Was sagt diese Stimme dann? „Es war zu leicht, so ist das Leben nicht, du hast sicher etwas vergessen – erst die Arbeit, dann das Vergnügen!" Ich fragte sie: „Wenn du dieser Angst eine Gestalt geben würdest, einen Metaphor, welche wäre es?" Und genau das kannst du jetzt auch tun – also, welche Gestalt hätte dein Problem? Am besten wählst du eine Figur aus Filmen, Märchen oder Büchern, dass macht es leichter und fühlbarer. Sie schloss die Augen, fühlte ihr Problem, ihre Emotionen und es zeigten sich die Grauen Männer aus „Momo" von Michael Ende. Es war wie ein Gefühl, als seien diese Männer die richtigen Erwachsenen. Die, die das Leben ernst nehmen. Es war, als sagten sie zu ihr: „Für eine Rolle vorwärts hast du nach den Hausaufgaben Zeit!" Ich bat sie, die Grauen Männer auf die Bühne zu stellen, wie in einem Theater. Wie benehmen sie sich, was versprechen sie dir? Es ist etwas, was du so sehr möchtest, dass du dem immer wieder auf den Leim gehst. Was war es für sie? Sie versprachen ihr: „Wenn du uns folgst, bist du eine richtige Erwachsene, dann kriegst du Zeitmanagement, Gesundheitschecks und Sicherheit, für eine Rolle vorwärts ist später noch Zeit, als Hobby."

Oder du suchst eine Figur, ein Metaphor, für den „netten Jungen, den immer Guten". Wer könnte das für dich verkörpern? Vielleicht das DDR-Sandmännchen? Dann stellst du den Sandmann auf die Bühne, machst es dir auf den besten Plätzen gemütlich und schaust, wie er sich benimmt. Was verspricht er? Vielleicht die ewige Gutenachtgeschichte? Die ewige Kindheit? Habe hier keine Scheu, habe den Mut, dass der Sandmann nicht nur niedlich auf der Bühne rumsteht. ☺ Was wäre es für dich und dein Problem?

Der Haderer beispielsweise ist ein Teil von uns allen. Akzeptiere ich ihn als Lehrer, verstehe ich seine Botschaft, löst er sich wieder auf und geht zurück zur Illusion, was er ja schon immer war. Er dient uns für eine tiefere Erkenntnis, persönlich wie auch global. Persönlich geht es darum, den Teil von uns zu identifizieren, der wartet und zu verstehen, warum. Global geht es um ein tieferes Verständnis und Mitgefühl mit einer hadernden Welt. In diesem Verständnis finden wir Kreativität und Heilung.

Vielleicht ist es gut an diesem Punkt, wenn du kurz die Augen schließt und dir einen Haderer vorstellst. Für mich ist er eine Zeichentrickfigur, so kann ich ihn etwas überzeichnen, ihn fühlbarer machen und mich wirklich befreunden mit ihm.

Das habe ich getan und meine Figur hat mir Folgendes über sich erzählt:

„*Ich kenne die Wahrheit schon und weiß meinen nächsten Schritt, doch ich gehe ihn nicht. Ich habe kein Vertrauen in die Kraft der Liebe und Angst vor dem Tod des negativen Egos. Ich warte auf die Extraeinladung, mein Handeln bekommt dadurch Bedeutung. Ich warte immer auf den ‚richtigen Moment‘, auf das ‚richtige Bauchgefühl‘. Ich habe viele Ausreden und entschuldige mich viel. Ich halte mir alle Möglichkeiten offen und stecke in der Wahl fest. Meine Sicherheit liegt in der Wahl.*

Ich glaube von mir, dass ich und mein Handeln nicht wichtig genug sind. Und irgendwie glaube ich auch – alles bleibt so, bis ich so weit bin.
Ich habe die Wahl!
Wenn ich ganz ehrlich bin, dann hadere ich, weil ich mir einfach immer alle Möglichkeiten offenlassen will. So kann ich keine falsche Wahl treffen, das ist mein Gewinn.

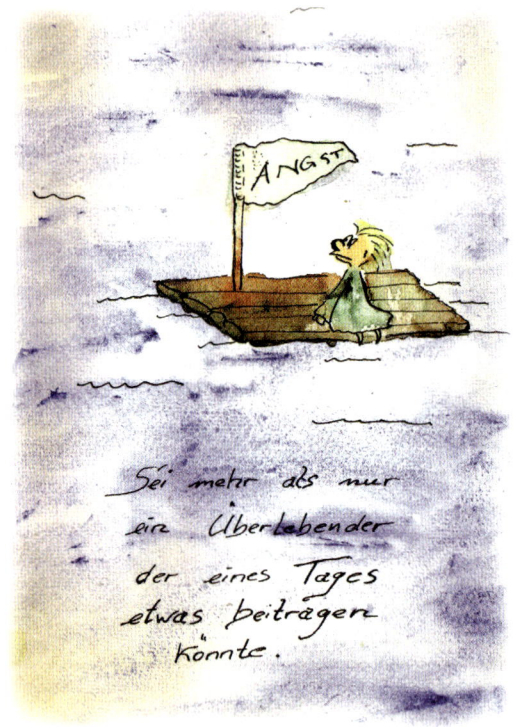

Sei mehr als nur
ein Überlebender
der eines Tages
etwas beitragen
könnte.

DER HADERER

Meine Heilung: Ich muss mir selbst die verpassten Möglich-keiten vergeben. Auch wird es Zeit eine Wahl zu treffen, und zwar für Lebendigkeit!
Ich bin mit einer Gabe gekommen. Wenn ich diese lebe, ist mir klar, auf der Ebene der Seele ist die Freiheit der Wahl eine Illusion."

Falls du den Haderer in dir erkennst, hab den Mut für Mitgefühl. Es ist der Teil von dir, der einfach nichts falsch machen will. Wenn dir dieser Teil bewusst ist, mit Humor und Verantwortung, und du dir vergeben kannst, kannst du eine Inspiration für die Hade-rer dieser Welt sein, denn sie fühlen, dass du sie nicht urteilst. Sie fühlen dein Verständnis. Und vielleicht finden sie den Mut damit aufzuhören und eine Wahl zu treffen.

Ein anderer Metaphor, den wir in Bezug auf Problembewusstsein begegnen oder in uns tragen, könnte der Schlaumeier sein. Er ist der Experte im „Ja, aber" sagen und hat sogar ein Recht darauf. Was würde er uns erzählen? Vielleicht:

„Ich bin unverbunden mit mir und meiner Welt, weiß dies jedoch nicht. Ich habe gerne das letzte Wort. Ich fühle mich und dich nicht. Ich habe kein Vertrauen in die Liebe und habe Angst verletzt und überrascht zu werden. Ich beharre auf meinem Standpunkt, denn mein größtes Problem wäre, mein Gesicht zu verlieren. Ich rede nicht über mein Herz und stelle keine Fragen, warum auch, ich weiß viel und kann viel zitieren.

Ich glaube, mein Wissen ist meine Sicherheit und Liebe verletzt. Wenn ich ehrlich bin, tue ich dies, um mich sicher zu fühlen und die Kontrolle zu behalten. Ich stehe immer etwas über dir und zeige mich als echten, ernst zu nehmenden Er-

wachsenen. Meine Expertise im Problembewusstsein gibt mir das Gefühl, Verantwortung zu übernehmen, alles ist ernst. Meine Heilung beginnt, wenn ich anfange Fragen aus Liebe zu stellen. Ich brauche nur ein wenig Mut, um mein Drachenblut abzuwaschen und wieder Verletzlichkeit zu erlauben und mal nichts zu wissen. Was ich wirklich will und was ich nun auch kann, ist: einen Unterschied zu machen in der Welt.

Falls du den Schlaumeier in dir erkennst, hab den Mut für Verbundenheit. Es ist der Teil von dir, der einfach nicht verletzt werden und wichtig sein möchte. Wenn dir dieser Teil bewusst ist, mit Liebe und Verantwortung, und du dir vergeben kannst, kannst du ein Vorbild für die Schlaumeier dieser Welt sein, denn sie fühlen, dass du sie nicht urteilst. Sie fühlen dein Verständnis und die Power, die in deiner Verletzlichkeit und deinem Nicht-Wissen liegt. Und vielleicht finden sie den Mut, ihr Herz zu zeigen.

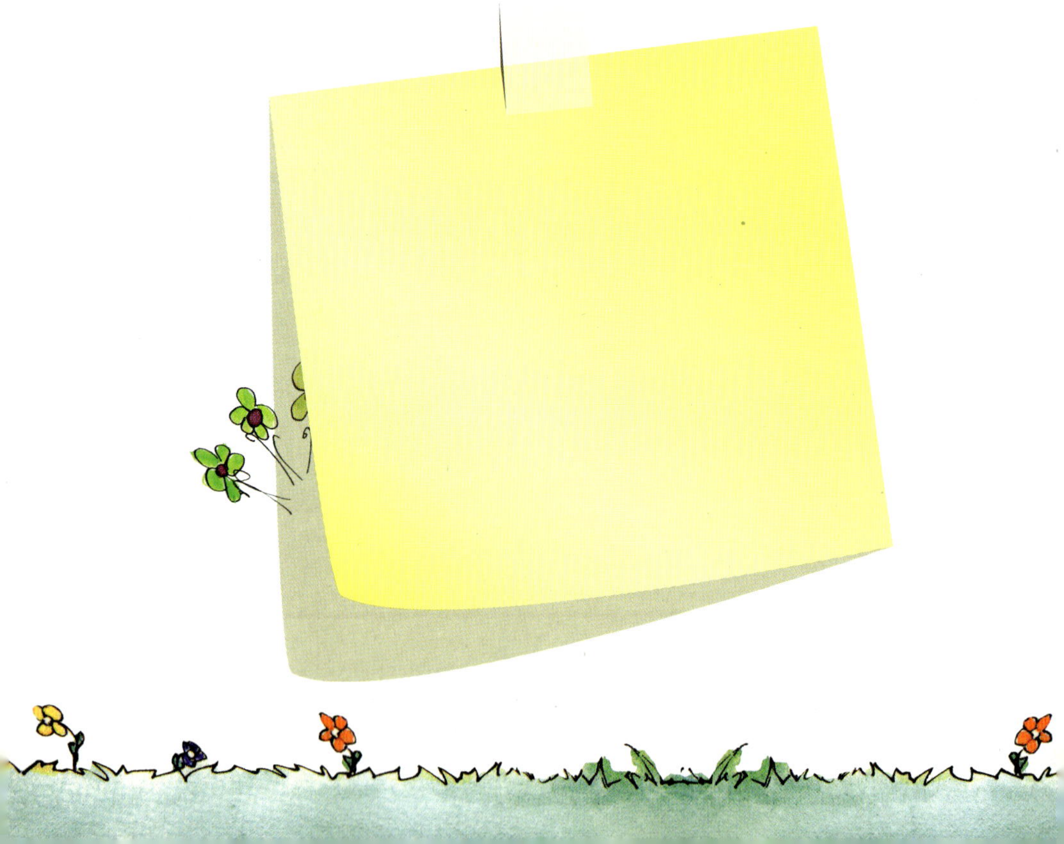

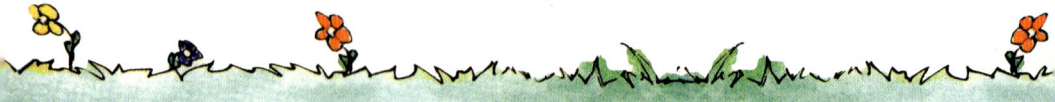

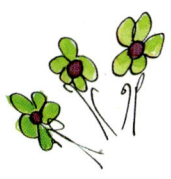

Du siehst: Du bist wichtig, denn alles was du tust (oder nicht tust), hat eine Wirkung in der Welt.

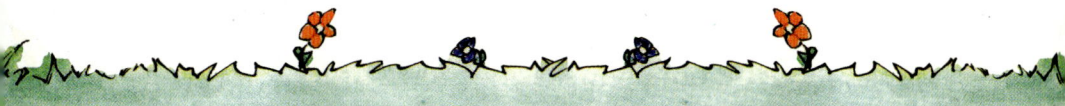

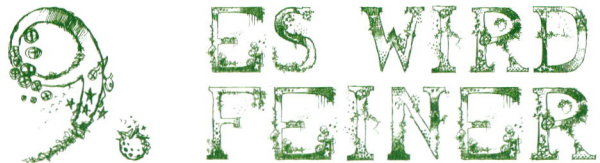

Lass alle Zweifel – lass sie ziehen
Das ist meine Macht
Ich kann es wenden
Schatten aufhellen
Last abwerfen – einfach liegen lassen
Die guten Geister wissen etwas damit anzufangen …
Ich lass nur los und lach
Freu mich des Lebens:
Der Liebesdienst am Leben ist der Höchste!
Die Schöpfung gibt mir ihren Segen!

CATHRIN BLEYL „FREUDE"

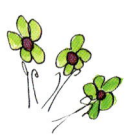

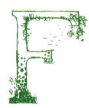alls du bereits schon mal gefastet hast, wirst du es wissen: Ab einem bestimmten Punkt bist du wirklich wach. Alles ist intensiver und klarer: Gerüche, die Sonne, das Leben. Du brauchst nur noch wenig Schlaf und bist topfit und leicht. Du bist bis hierhin gekommen, weil du es wolltest – Glückwunsch!

Für unser Fasten bedeutet es genau dasselbe: Du hast dich ehrlich und mutig aus der Sklaverei deiner Probleme, Emotionen, deiner Gewohnheiten herausgeschält – du bist frei! Frei, um tiefer zu sehen, um feiner zu sehen. Frei, um dich wirklich zu lieben und deine Welt.

Und das ist wundervoll, denn das größte Geschenk, das wir unseren Lieben machen können, ist, uns aus den Verstrickungen und Begrenzungen unseres Egos herauszupellen, um ein Leuchtturm zu sein mit dem Licht unserer Liebe, weil wir frei sind. Du kannst nun langsam aufhören, alles persönlich zu nehmen, was sich für dich zeigt. Vielleicht erkennst du bereits etwas Größeres in den

Ereignissen deines Lebens. Es kann sich wie innere Weite oder Freiheit anfühlen. Damit meine ich diese wundervolle Frequenz im Herzen, die an keinem Punkt mehr abhängig ist von deiner Lebenssituation.

Das hört sich jetzt ein wenig verträumt an, doch vielleicht ist genau dies eine Überlegung wert, an dieser Stelle: Was für ein Leben willst du leben? Welches Erbe möchtest du hinterlassen? Erlaube hier ruhig eine große Vision. Wenn du Lust hast, ist jetzt auch ein guter Moment, um eine Art „Traumbild" zu entwerfen, vielleicht nach Langem wieder dir einen Lebenstraum zu erlauben. Gib deinen Träumen und Visionen eine Chance, finde Bilder und Farben und lass ein neues Lebensbild entstehen.

Stell dir vor, du hast alles – Partner, Geld, Haus, Gesundheit usw. – einfach keine Sorgen. Was wirst du tun?

Was ist dein Traum?

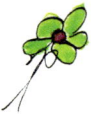

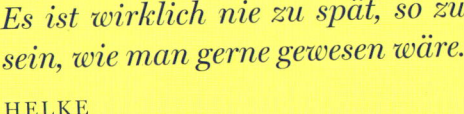

Es ist wirklich nie zu spät, so zu sein, wie man gerne gewesen wäre.

HELKE

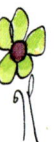

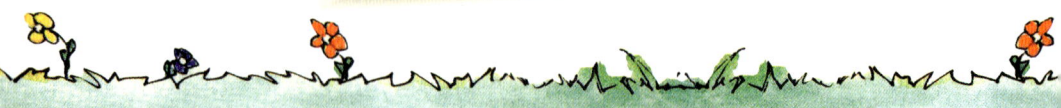

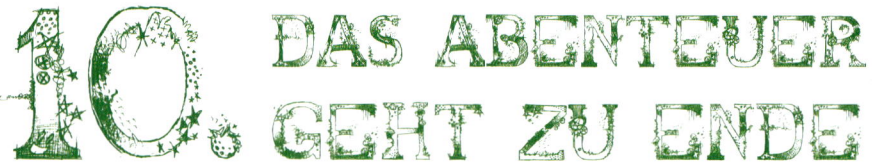

10. DAS ABENTEUER GEHT ZU ENDE

Ich kümmere mich gut um mich
Um das, was mir wichtig ist
Und gehe davon aus,
dass es richtig ist
für mich
und die anderen auch.
Es wird was Gutes draus
Lebendigkeit
Abenteuerzeit
Ich bin bereit
Wahrhaftigkeit.

CATHRIN BLEYL „SCHÖNHEIT"

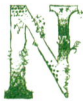un ist das Ziel bereits in Sicht und der Boden dieses Jahres ist aufgelockert und vorbereitet. Welchen Samen möchtest du nun säen? Wähle freudig und präzise!

Hab Vertrauen in deine Kraft und deine Wahl und wisse: Dein Garten ist nicht leer, vielleicht gehen in diesem Jahr Samen auf, die du vor langer Zeit gesät hast. Vielleicht hat der Wind Samen in dein Leben getragen, die dich überraschen – sei voller freudiger Erwartung, doch erlaube auch etwas Absichtsvolles.
Und hab Geduld – es ist die Zeit des Säens, nicht die Zeit der Ernte oder des Blühens. Die Dinge werden sich zeigen, zu ihrer Zeit.
Was du tun kannst? Sei fürsorglich zu deinem Garten und voller Vertrauen, gib den Dingen Zeit!

Und dann schau, was der Zauber in dein Leben bringt.

Wir sind im Endspurt. Die gemeinsame Reise endet bald. Jetzt hast du noch mal die Möglichkeit, diese Fastenzeit zu resümieren. Für mich hat sich in diesen Wochen viel gezeigt und geklärt. Besonders Hoffnung und Warten sind in den letzten Tagen richtig in den Vordergrund gerutscht. Ich habe anderen unterstellt, dass sie dieselbe Freude und Neugierde empfinden wie ich, und konnte in dieser Hoffnung und dem Warten auf die Erfüllung ihre Seele nicht sehen.

Ich sah meine Lieblingsideen in Bezug auf Gemeinschaft und die mussten jetzt endlich mal sterben. Für mich zeigt sich nun eine neue Qualität. Sie heißt Nicht-Wissen, oder besser gesagt, den Raum für Gott „verkraften."

ULRIKE

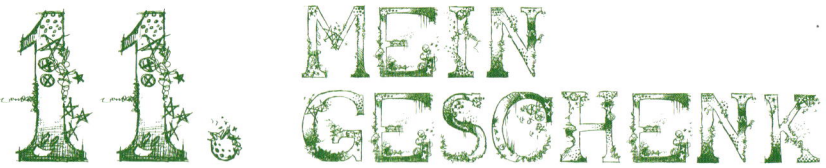

Mein Ich pellt sich heraus,
aus alten Fellen.
Wie Pech klebt Meinung, Tat
und Unterlassung anderer an mir.
Allerleirauh,
es will mir nicht mehr passen
das alte Kleid.
Ich streif es ab
Und steh zu mir!

CATHRIN BLEYL „ALLERLEIRAUH"

s zeigte sich der Raum für Gott.

Ich sage das gerne: „Lass Raum für Gott." Ja, und dann kam sie, diese Situation. Ich arbeite als Hebamme und eine meiner Schwangeren hatte schwere Symptome. Ich habe ihr Reiki gegeben, mit ihr geredet, Pflanzenheilkunde angewendet … ich habe alles angeboten, was ich kann und sagte am Ende genau diesen Satz zu mir und zu ihr: „Wir können jetzt nicht mehr machen, wir müssen jetzt Raum für Gott lassen."

Dann erkannte ich, dass dieser Raum alles offenbaren kann, nicht nur das von mir als Gut empfundene (irgendwie dachte ich das wohl). Ich mache meine ganze Arbeit, um diesen Raum für Gott zu verkraften. Und es liegt immer ein Zauber in diesem Raum, doch er ist nicht wundervoll im Sinne meiner Definition. Zeitweilig überschneidet sich der göttliche Plan einfach, mit dem von mir, für gut Befundenem. Diese Erkenntnis war nicht leicht für mich. Ich dachte, wenn ich der Welt genug Liebe gebe, passieren „nur" wundervolle Dinge. Doch das Leben lässt sich nicht manipulieren, es geht auch nicht um Strafe oder Lob, es ist kein Deal mit Gott, nach dem Motto: „Wenn ich alles richtig mache, passiert mir auch nichts Schlimmes ...“ Nein – du folgst dem stillen Ruf in dir, ohne diese leise Erwartung auf ein Happy End.

So stand ich wachen Auges für diese schwangere Frau, als Wächterin, ließ mein Herz überfließen für sie, legte alles in den Kreis, was ich hatte und vertraute. Was tropfte dann in diesen Raum hinein? Ein dickes, glückliches, kleines Mädchen.

Erfolg zu verkraften, Erfolg im Sinne von: Ich habe den Raum für Gott erlaubt, tue meine Arbeit (Wille zur Veränderung, Verantwortung, Verständnis, Liebe ...) und trete dann zurück, das heißt, ich tue nichts mehr, ich bin einfach wach, vertraue dem, erlaube alles, was sich in meinem Garten zeigt. Ich habe den Charakter und die Stärke, es zuzulassen. Und auch den Zauber in den Gärten anderer.

Ich stehe als Frau, Hebamme und Mutter, mit Liebe im Leben und bin wie eine Zutat in der Reise der anderen. Mein Geschmack ist Licht und Liebe. Ich danke denen, die mich als Zutat wünschen. Sie haben ihre eigene Reise und ich bin ein kraftvolles Gewürz, nicht mehr und nicht weniger ...

Für mich offenbart sich an dieser Stelle die Qualität der Co-Kreativität. Du bist nicht allein!

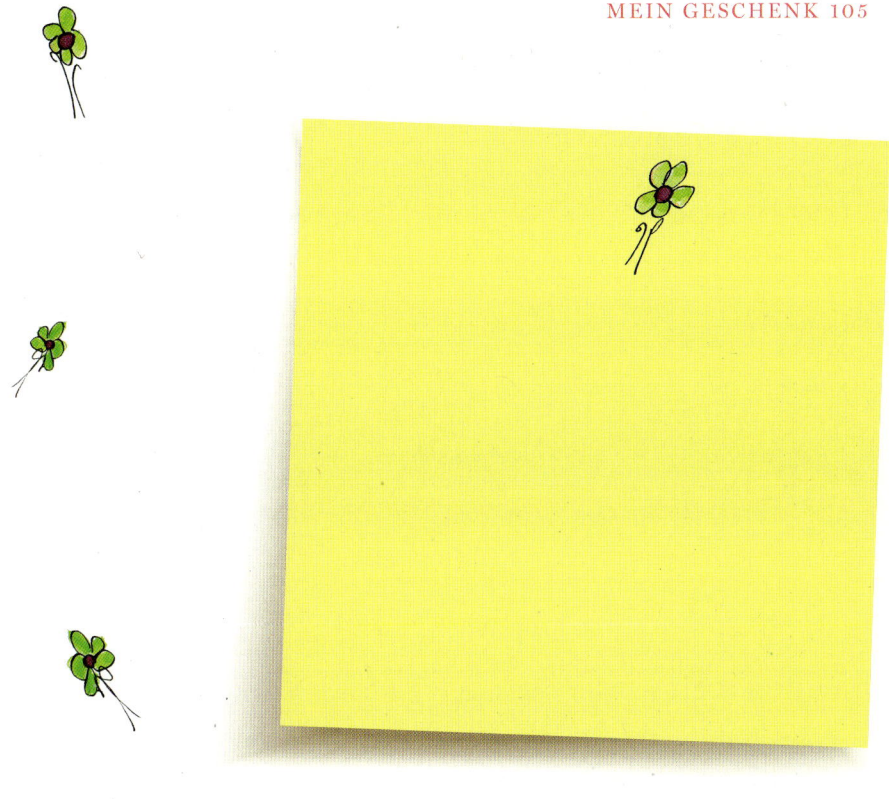

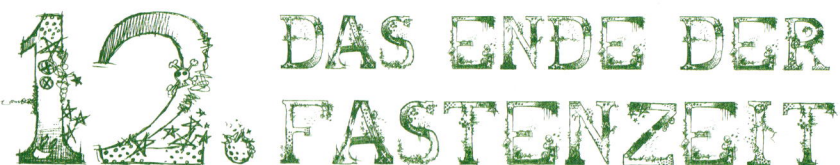

12. DAS ENDE DER FASTENZEIT

Danke für mein Leben,
Danke.
Ich bin schön
Ich bin stark
Ich bin Liebe
Ich bin hier.
Ich bin Wahrheit
Ich bin Licht
Ich bin Liebe
Ich bin Du!

MANTRA, ULRIKE BLEYL, 2013

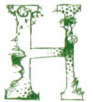eute endet unsere gemeinsame Fastenzeit.
Ich bin zutiefst berührt und begeistert über deinen Mut,
deine Liebe und Offenheit.
Eine starke, mutige Zeit mit uns – danke.

Wann auch immer du fastest: Erlaube einen Abschied von dieser
Zeit, ein „Auf Wiedersehen", ein kleines Ritual. Was auch immer
du tust, ist richtig. Rituale leben durch unsere Kreativität und
Freude. Trau dich.

Kurz vor Ostern kämpft der Winter mit dem Frühling und so kann
sich jeder noch einmal anschauen, ob er wirklich Urvertrauen in
sich hat. Oder lauert da in einer stillen Ecke doch noch ein Gefühl
von „nicht gut genug", „es reicht nicht"?
Die Natur zeigt es uns: Es geht um feine Achtsamkeit, damit die
ersten neuen Triebe nicht der Ungeduld zum Opfer fallen. Es geht

darum, die Ressourcen weiter zu verwalten und Ruhe zu bewahren vor dem Durchbruch der Wärme.

Und genau dafür wird die Frühlingsgöttin gerufen, die, die am Übergang wacht und die Schwellengeister mit uns bei Lust und Laune hält.

Die Schwelle, der Übergang, ist ein magischer Ort, wo ein Zeitfenster entsteht, an dem Stolpersteine liegen können, etwa wenn du ungeduldig, streng, abwertend mit dir bist oder zu viel von dir selbst forderst.

Was brauchst du in dieser Zeit? Freunde, Ruhe, heiße Schokolade, Rituale ...

Kannst du diese Schwelle nehmen? Bist du bereit?

Lerne dich einzuschätzen.

Es geht um Erneuerung!

Welche Fragen können dich hier begleiten:
Wie gestalte ich Übergänge in meinem Leben?
Ist meine Türschwelle ein magischer Ort?
Habe ich Vertrauen in die Wechsel des Lebens?

Der Wechsel vom Winter zum Frühling fordert oft Geduld! Nichts ist selbstverständlich, nichts ist einfach so. Das Geschenk für mich liegt in der Stille und Achtsamkeit. In diesem Jahr braucht diese Zeit des Übergangs meine ganze Liebe und Aufmerksamkeit und fordert meine Kreativität für ein neues Ritual.

Ich bin dankbar für diese tiefere Erfahrung und fühle mich durch unsere Fastenzeit dem gewachsen. Es ist der Raum für Gott und ich kann ihn verkraften, es ist anders als ich dachte und ich bin in Stille liebevoll aufmerksam. Einige Samen gehen bereits auf, sie brauchen noch meine Fürsorge und Wärme, ehe ich sie raus pflanzen kann.

Alles hat seine Zeit und es gibt dafür kein Datum, aber dies stimmt nicht ganz: Ich habe Samen gesät, zur richtigen Zeit, doch es wird deshalb nicht warm draußen. Ich kann darüber enttäuscht sein, oder ich bin mit liebevoller Ruhe weiter fürsorglich, mit all meinen Samen, bis zu dem Tag, an dem die Natur ein Zeichen gibt für diesen Moment. Und das wird sie tun, egal was ich tue – genau zum richtigen Zeitpunkt. Und ich werde da sein, mit Hacke und Schippe und Frühlingsschrei!

Was auch immer sich hier am Ende deiner Fastenreise für dich gezeigt hat und zeigt, zelebriere es. Du konntest dir selbst erlauben, die dunklen Wolken des Problembewusstseins durchlässiger zu machen oder sogar aufzulösen. Du hast dir erlaubt, den Götterfunken in dir wieder zum Strahlen zu bringen, du hast die Wahl getroffen, dein Mehr-Sein zu entdecken – zauberhaft.

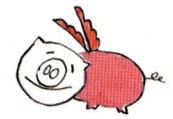

Nun meine Lieben, was auch immer für euch sichtbar geworden ist – Humor, Freude, Vertrauen, Achtsamkeit, Erfolg, das Ungewisse, Service, Leichtigkeit, Sanftheit, Verantwortung, Verbindlichkeit, Vergebung ... segnet euren Samen und bringt ihn in die Erde.

Vielleicht lässt du etwas Raum im Garten, für etwas Ungewisses und Überraschendes. Doch starre diesen Raum nicht an, vielleicht bleibt er noch frei und offenbart sein Geschenk erst im nächsten Jahr.
Gerade heute hab' Vertrauen! ☺

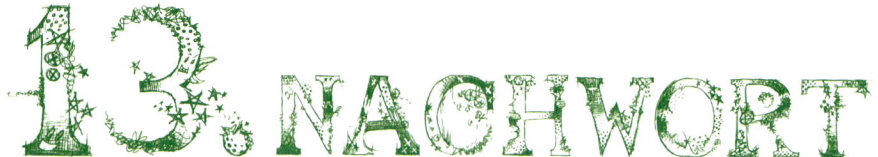

Ich bin immer wieder begeistert von dem Mut so vieler, sich zu zeigen. Einige von euch haben in Stille ihre Arbeit gemacht und wieder andere haben gemerkt, dass es nicht leicht ist, aus der Gewohnheit auszusteigen, aufmerksam zu sein, besonders wenn Probleme und Emotionen feiner und schlauer werden.

Wie wäre dein Leben, wenn du erlöst bist aus allen Verstrickungen und Wunden?

Wie ein aufgegangener Samen voller Wahrhaftigkeit und Liebe.

In diesem Sinne verabschiede ich mich. Möge der Segen und der Zauber des Neubeginns bei euch sein.
Mit Verbundenheit und Liebe

ULRIKE

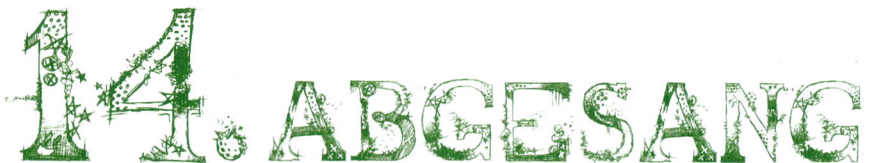

Und da fragte mich doch glatt ein Freund an dieser Stelle des Bu-
ches: „So, Ulrike, und was ist jetzt Probleme fasten?"
Fast ein bisschen frech, aber was soll ich sagen:
„Fang an und erlebe es selbst!"
Viel Freude. ☺

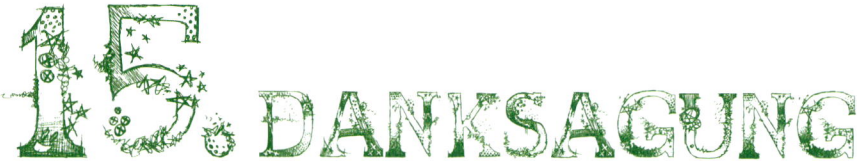

15. DANKSAGUNG

Ich danke meiner großen Schwester Cathrin. Dass wir in diesem Leben zusammen gehen, kann nur eine Liebesentscheidung gewesen sein. Du trägst die Weisheit der Schamanin in dir und unsere gemeinsame Freude am Leben hat diese Idee hier geboren.

Ich danke der „Reiki-Gang" in Deutschland. Ihr habt euch auf diese Idee eingelassen und sie mit eurem Mut und eurer Liebe lebendiger gemacht. Viele meiner Erkenntnisse konnten nur mit euch zusammen geboren werden.

Ich danke Marcus Nassner, meinem Reiki-Lehrer. Über all meine Jahre der Rebellion und Heilung und Meisterschaft standest du als Wächter an meiner Seite. Jetzt stehe ich selbst.

Ich danke meiner Mutter. Deine Liebe zu Geschichten hat mich immer schon begeistert. Du bist wahrhaft eine Weise dieser Zeit, auch wenn du glaubst, dass es eher für andere klappt, als für dich selbst.

Ich danke meinem Vater. Deine Liebe und deine Kreativität hat mir immer den Mut gegeben, mir treu zu sein und mich zu trauen.

Ich danke meinen Kindern Leonhard, Jakob und Ida. Dass ihr zu mir gekommen seid, ist so ein unglaubliches Geschenk für mich. Durch euch ist mein Leben wesentlich und voller Liebe. Ohne euch wäre ich diesen Weg nie gegangen.

Ich danke meinen zwei Schwestern Maria und Sina. Eure Liebe und euer Vertrauen in mich, sind so unerschütterlich, dass es mich oft selbst verwundert. Ich danke meinen zwei Brüdern Sascha und Max. Euer skeptischer Blick auf Eso-Zeug, hat mich immer herausgefordert und neue Worte und Bilder finden lassen.
Ich danke allen, denen ich auf meiner Reise begegnet bin.

Ich danke dir, dass du dich auf dieses Abenteuer eingelassen hast und vielleicht konnte ich etwas mehr Freude und Liebe in dein Leben bringen.

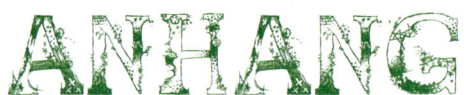

Hier eine kleine Liste von Emotionen und dahinter eine kurze Definition. Diese Definitionen sind aus jahrelanger Erfahrung in der Heilarbeit mit Reiki-Resonanz (in Anlehnung an Marcus Nassner, Reiki-Lehrer) entstanden. Sie können dir dienen, dich und deine Welt besser zu verstehen. Dies ist der erste Schritt der Heilung:

ANGST
der Teil von dir, den du noch nicht kennst; lerne ihn kennen

WUT, VERÄRGERUNG, FRUST
Verlust der Kontrolle über andere und sich selbst und der
Versuch, sie wiederzubekommen

LANGEWEILE, GLEICHGÜLTIGKEIT, ERSCHÖPFUNG
nicht die Verantwortung übernehmen wollen für meine eigene
Glückseligkeit; fang an zu geben

VERWIRRUNG
Faulheit des Geistes, eine Situation zu betrachten oder eine
Entscheidung zu fällen

DEPRESSION, NIEDERGESCHLAGENHEIT
du bist beschäftigt mit dem Wohlstand deiner Hilflosigkeit

FURCHT

fantasieren über eine Gefahr, die noch nicht eingetroffen ist

TRAUER, KUMMER, REUE

du hast den Kontakt zum Ursprung der Liebe verloren

SCHULD

du bist beschäftigt mit Sorge über eine vergangene Situation, um die sofortige Handlung zu vermeiden

HASS

verfehlter Ausdruck von Liebe

VERLETZLICHKEIT

Verleugnung und Weigerung, die Verantwortung für die eigenen Gefühle zu übernehmen, oder ein Gefühl, dass ein anderer nicht das tun will, was ich ihm auferlege

EIFERSUCHT
Gefühl der Unzulänglichkeit (nicht gut genug), wegen eines/r bekannten oder unbekannten Rivalen/Rivalin; sage Nein zum negativen Ego

EINSAMKEIT
die Verantwortung für meine Glückseligkeit auf andere schieben

BEDAUERN, ENTTÄUSCHUNG
Minderwertigkeitsgefühl, weil etwas nicht so klappte, wie ich es wollte

ABLEHNUNG
erfolgloses Versuchen, Anerkennung von anderen zu bekommen

SELBSTMITLEID
dein Wohlstand ist deine Hilflosigkeit, die all deine Aufmerksamkeit bindet; Ersatz für Selbstliebe

HOCHMUT, EMPÖRUNG, STOLZ
sich über andere erheben, damit man sich selbst besser, erhöhter fühlt

SCHEU SEIN, SICH KLEIN SPIELEN
darauf warten, dass mir jemand sagt, dass ich in Ordnung bin

SORGEN MACHEN
sich selbst unfähig halten, um die Vorbereitung einer Situation zu vermeiden

SICH SCHÄMEN
Angst vor Selbstliebe und Intimität, wählt Hilflosigkeit als bequemen Zufluchtsort und wartet bis jemand sagt, dass er/sie in Ordnung ist ... fange an, Fragen aus Liebe zu stellen

Hier eine kleine „Bedeutungs-Organ-Liste" und wie du mit Kräutern und Pflanzen unterstützen kannst. Falls du Symptome hast, solltest du dich nicht scheuen, dir mal die Hände auflegen zu lassen, um den Zauber von Reiki zu erlauben. Natürlich kann ich unbedingt empfehlen an einem Reiki-Resonanz-Seminar teilzunehmen. Anmeldungen und Infos unter mondvogel.com. Ich würde mich freuen, wenn du zum Seminar kommst. ☺

LEBER

Welche Laus ist dir über die Leber gelaufen? Wo vergleichst du dich noch oder stehst im Wettbewerb? Ausgleich durch: Fenchel, Mariendistel, Löwenzahn, Nahrung mit Bitterstoffen (Rucola …), Senf

GALLE

steht für den Ausdruck der Emotion (Angst vor Unangemessenheit); Ausgleich durch: siehe Leber, Bärlauch …

DARM/MAGEN

Probleme hier zeigen den Rebellen in uns und wie wir Informationen aufnehmen, verdauen, verwerten und loslassen. Womit nähren wir uns? Ausgleich durch: spirituelle Arbeit, Fenchel, Anis, Kümmel, Bärenkräuter (Bärlapp, Bärlauch …) Suppen, Erdfrüchte (Kartoffel, Möhren …), Kokosmilch …

GESCHLECHTSTEILE

Träume nicht dein Leben, sondern lebe deine Träume! Kreativität; Ausgleich durch: Frauen: Scharfgabe, Frauenmantel, Himbeerblätter, Orangen, Grapefruit; Männer: Feigen, Ginseng; alle: Avocado, Aubergine, Oliven, Birne, Quitte ...

LYMPHE

Diese sind der Sitz der Prioritäten, die du in deinem Leben setzt. Sie haben mit unserem Unterscheidungsvermögen zu tun. Ausgleich durch: Bewegung, Dehnungsübungen – mal richtig die Arme öffnen, den Kiefer entspannen ... um den Fluss der Lymphe zu erleichtern. Lindenblüten, Pellkartoffel mit Quark, Brunnenkresse

KNOCHEN

die Knochen sind unsere Stabilität und Flexibilität im Leben, unser Gerüst und Fundament sozusagen; Ausgleich durch: Sellerie, Blätterkohl, Senfkohl, Rhabarber, Eier, Möhren ...

HAUT/BINDEGEWEBE

ist unsere Grenze des Körpers; falls du Probleme hier hast, schau dir den Teil von dir an, der alles persönlich nimmt oder wo du dich unverbunden fühlst; Ausgleich durch: Kieselerde (Brennnessel, Heilerde, Zinnkraut), Ringelblume, Trinken im Allgemeinen, um die Haut zu entgiften und zu reinigen, den Körper entsäuern

LUNGE

Gottes Atem, Lebensatem, Probleme hier können für Trauer stehen, der Teil von dir, der sich beengt fühlt (ich kriege keine Luft mehr), „mal wieder richtig durchatmen" ... Ausgleich durch: Thymian, Salbei, Lungenkraut, Lavendel, spazieren gehen, Yoga ...

HERZ

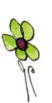

Alles zum Thema Liebe natürlich, Glaubensbekenntnisse. Wieviel Liebe verkraftest du? Ausgleich durch: Tomate, Trauben, Weißdorn, Brennnessel, Nusskämben, Lavendel, Kornblume ...

GEHIRN

Gedanken, Klarheit und Weisheit; Ausgleich durch: Walnuss, Baldrian; Ich fand, das Räuchern von Kampfer immer sehr klärend.

AUGEN

Dein Blick auf dich und auf deine Welt, selektiv, urteilend oder liebevoll, klar oder verschwommen? Ausgleich durch: Möhren, Zwiebeln; vielleicht auch eine kleine Aufgabe – mal nur das Schöne sehen. Es kann anfänglich etwas komisch sein, doch es macht wirklich Freude.

NIEREN

falls du hier Probleme hast, zeigt es den Teil von dir, der Anti ist: Anti-Krieg zum Beispiel – verliebe dich in etwas Größeres – Frieden zum Beispiel; Ausgleich durch: Goldrute, Bärentraubenblätter, Bohnen, Melisse, Fisch ...

Diese Liste dient lediglich als Anregung.
Natürlich kannst du deinen eigenen roten Faden legen. Vielleicht
bist du eher der Typ für Affirmationen oder du erinnerst dich über
eine Fastengruppe, so wie wir es tun. Diese Anregung ersetzt nicht
deinen Besuch beim Arzt, falls du Beschwerden haben solltest.

Hier wieder etwas Platz für dich, deine Gedanken, Fragen,
Erkenntnisse ... dein roter Faden. Viel Freude.

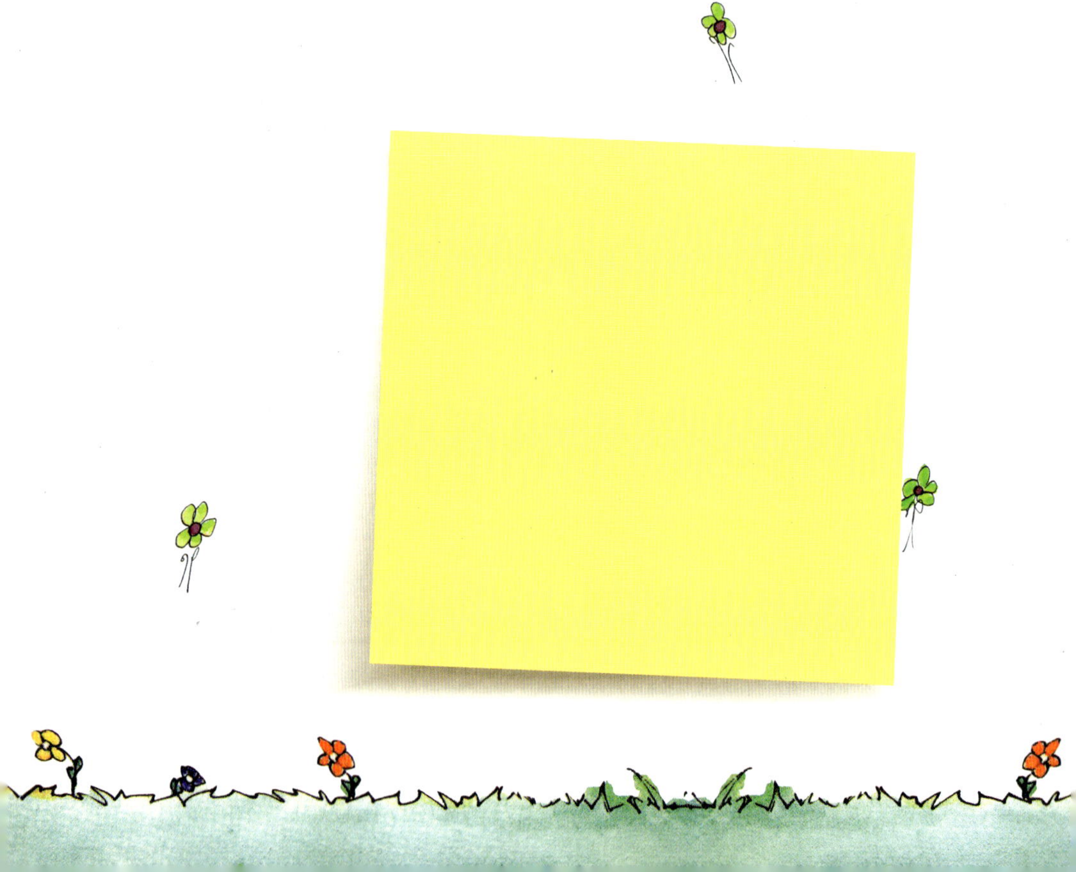

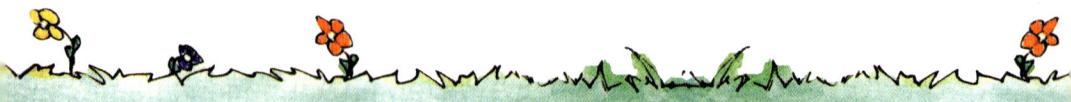

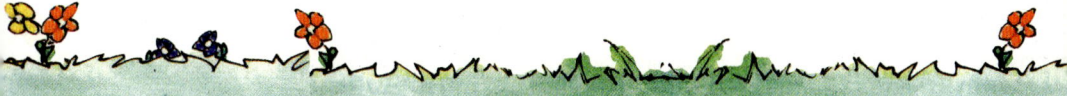

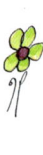

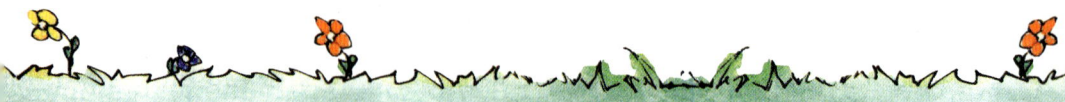

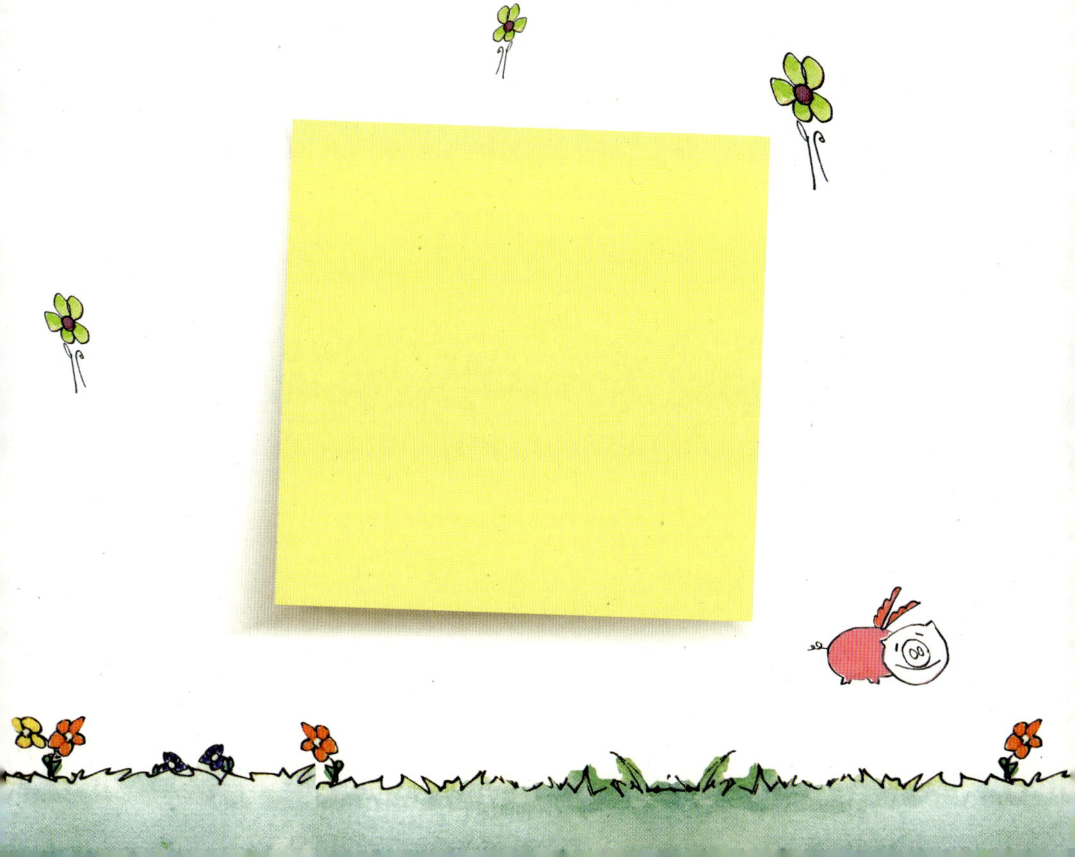

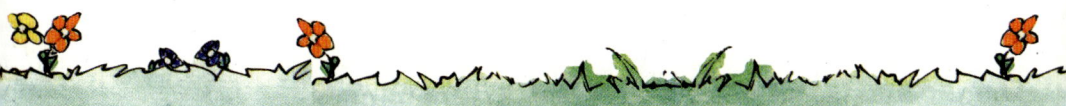

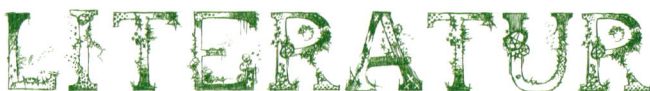

ASCHENBRENNER, EVA Die Kräuterapotheke Gottes, Stuttgart 2004

AVILA, TERESA VON Die innere Burg, Stuttgart 1966

KINGSTON, KARREN Fengh Shui gegen das Gerümpel des Alltags

LINN, DENISE Magie des Wohnens

MOHR, BÄRBEL sämtliche Werke

MYSS, CAROLINE Die 7 Chakren

NASSNER, MARCUS Herzgeist, Berlin 2012

STORL, WOLF-DIETER, AUDIO CD Frau Holle und andere Pflanzenmärchen, Koha-Verlag 2008

TOLLE, ECKHART sämtliche Werke

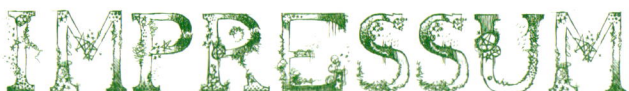

Ulrike Bleyl | Problemefasten

© Lüchow in J. Kamphausen Mediengruppe GmbH, Bielefeld

Illustrationen: Ulrike Bleyl
Layout & Satz: Kati Schiemann, kontakt@katischiemann.de
Druck & Verarbeitung: Westermann Druck Zwickau

1. Auflage 2016

ISBN 978-3-95883-039-4

www.weltinnenraum.de

Bibliografische Information der Deutschen Nationalbibliothek:
Die Deutsche Nationalbibliothek verzeichnet diese Publikation in der Deutschen
Nationalbibliografie; detaillierte bibliografische Daten sind im Internet
über http://dnb.d-nb.de abrufbar.

Dieses Buch wurde auf 100% Altpapier gedruckt und ist alterungsbeständig.
Weitere Informationen hierzu finden Sie unter www.weltinnenraum.de.

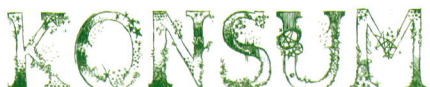

www.mondvogel.com

Ulrike Bleyl

Postkarten mit verschiedenen Motiven
Beutel mit Schweinemotiv
Reiki-Behandlung und Beratung
Reiki-Resonanz-Einstimmungs- Seminare und
gemeinsames Singen von Heiligen Mantren

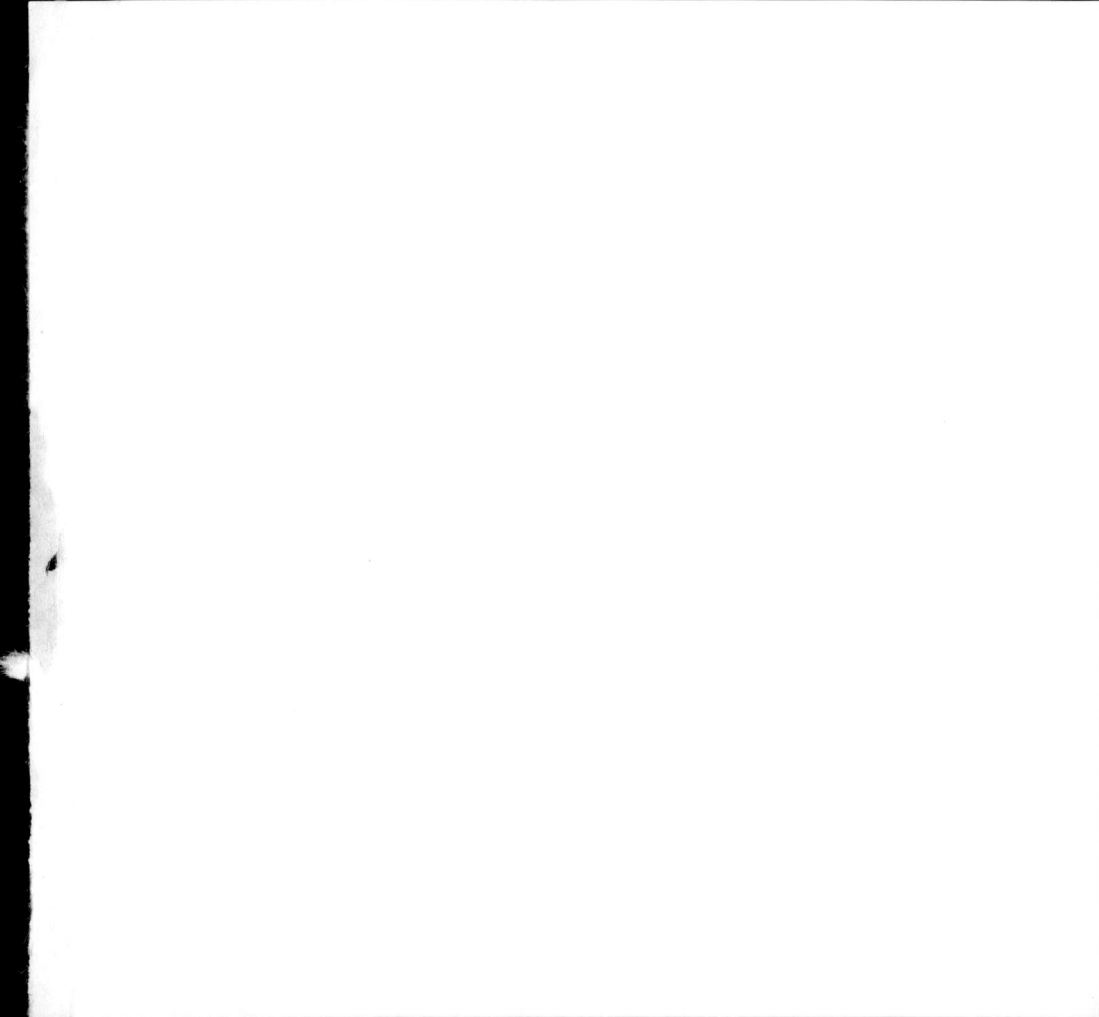

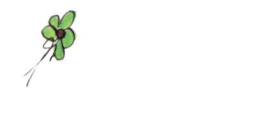

1. Gerade heute vertraue

2. Gerade heute habe Mitgefühl

3. Ehre Deine Eltern, die Älteren, Deine Lehrer und Mutter Erde

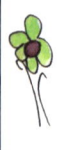

4. Sei ehrlich mit Dir selbst und anderen

5. Sei dankbar

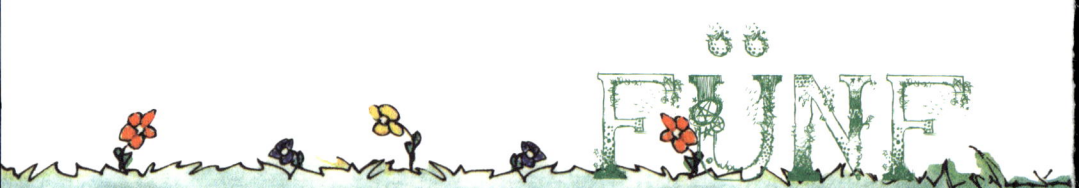